图解口腔美学种植修复临床规范

口腔手术导板
三维打印规范

主 编 董 博 总主编 于海洋

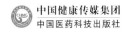
中国健康传媒集团
中国医药科技出版社

图书在版编目（CIP）数据

口腔手术导板三维打印规范 / 董博主编 . —北京：中国医药科技出版社，2024.1

（图解口腔美学种植修复临床规范）

ISBN 978-7-5214-4278-6

Ⅰ . ①口… Ⅱ . ①董… Ⅲ . ①口腔外科手术—快速成型技术—图解 Ⅳ . ① R782.05-64

中国国家版本馆 CIP 数据核字（2023）第 213921 号

美术编辑 陈君杞

版式设计 也 在

出版 **中国健康传媒集团** | 中国医药科技出版社

地址 北京市海淀区文慧园北路甲 22 号

邮编 100082

电话 发行：010-62227427 邮购：010-62236938

网址 www.cmstp.com

规格 $787 \times 1092\,mm\ ^1/_{32}$

印张 $3\ ^7/_8$

字数 74 千字

版次 2024 年 1 月第 1 版

印次 2024 年 1 月第 1 次印刷

印刷 三河市万龙印装有限公司

经销 全国各地新华书店

书号 ISBN 978-7-5214-4278-6

定价 **39.00 元**

获取新书信息、投稿、为图书纠错，请扫码联系我们。

内容提要

　　本书是《图解口腔美学种植修复临床规范》之一，口腔手术导板的三维打印技术是综合了口腔医学、口腔医学技术、计算机科学等多学科交叉的数字化技术。本书以简明直观、图文结合方式介绍了数字化技术在手术导板中的临床运用。本书主要供全国各级医疗机构口腔医师、修复工艺技师、口腔护士，以及口腔专业研究生、进修生参考使用。

丛书编委会

总 主 编 于海洋

编　　委（以姓氏笔画为序）

本书编委会

主　　编　董　博

副 主 编　岳　莉

编　　者　（排名不分先后）

　　　　　　王鹤云　任　薇　李如意

　　　　　　杨兴强　杨胜涛　岳　莉

　　　　　　董　博

序

随着社会的进步和生活水平的持续提高，广大人民群众对美观和舒适度高的口腔美学种植修复的需求也不断提高。为了更好地服务人民的口腔健康，我们组织编写《图解口腔美学种植修复临床规范》口袋书，旨在帮助规范和提高基层口腔工作者的服务能力和水平。

作为口腔医学的热门领域，口腔美学种植修复新技术飞速发展。这也给医务工作者的临床工作提出了更高的要求。提高口腔医生整体素质，规范各级医疗机构医务人员执业行为已经成为业界和社会关注的热点。《图解口腔美学种植修复临床规范》口袋书的编写与出版旨在对口腔医生、修复工艺技师、口腔护士的医疗行为、制作设计、护理技术提出具体要求，在现有专业共识性认知的基础上，使日常口腔美学种植修复流程做到科学化、规范化、标准化。

本丛书为小分册、小部头，方便携带，易于查询；内容丰富，基本涵盖了口腔美学种植修复中的临床基本治疗规范及临床新技术，从各辅助工具如口腔放大镜、显微镜、口扫面扫、𬌗架及各类种植修复常见设备，到各类临床技术如美学修复预告、比色、虚拟种植、骨增量技术，再到常见的瓷美学修复如瓷贴面、瓷嵌体、瓷全冠的临床修复技术。

本丛书主要由近年来崭露头角的中青年临床业务骨干完成，他们传承了严谨认真、追求卓越的精神，从临床实践出发，聚焦基层临床适宜技术的推广，以科学性、可及性、指导性为主旨，来规范口腔美学种植修复的主要诊疗工作，方便全国各级医疗机构的口腔医务人员在临床实践中参考应用。

因学识所限，本丛书难免存在疏漏之处，真诚希望广大读者提出宝贵意见和建议，以便今后进一步修订完善。

最后感谢国家口腔医学中心、四川大学华西口腔修复国家临床重点专科师生对本套丛书的大力支持！

于海洋

2023 年 1 月

前　言

近年来，随着口腔医学已逐渐进入了数字化时代，口腔医疗中数字化技术的应用成为了口腔医学发展的热点与重点。使用影像学技术、计算机辅助设计与制作技术进行口腔手术数字化诊疗推动了口腔医学向微创、精准、高效、个性化的方向发展，口腔数字化技术已成为口腔医学与口腔医学技术未来发展的必然趋势和潮流。

数字化影像学技术、光学扫描技术、虚拟患者构建技术、虚拟咬合技术以及三维（3D）打印技术等是现代数字化口腔手术导板运用与发展的底层技术。通过将各种数字化技术进行整合，我们可以在软件中进行虚拟设计，可以预估手术效果，制定手术方案，极大地降低了医技患三方的沟通交流难度。

通过不断实践与总结，我们提炼出近几年数字化口腔技术在手术导板方向的热点与难点，期望通过简明直观、图文结合的方式，帮助口腔医学以及口腔医学技术从业人员理解并掌握数字化技术在手术导板中的运用。

由于口腔数字化手术导板相关技术涉及较多学科，且尚处于加速发展完善阶段，再加上编者水平所限，本书难免出现不妥之处，诚挚欢迎各位读者、专家给予指正，提出宝贵意见。

编　者
2023 年 10 月

目录

第一章
口腔手术导板的定义及分类

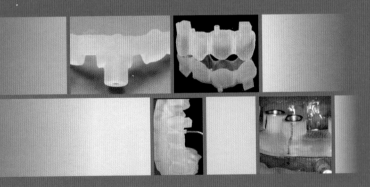

口腔手术导板是指基于数字化信息技术构建患者颌骨、口腔软硬组织以及面部形态等三维数字化模型，在手术前，通过使用专业软件将收集的患者各种数字化信息进行整合，在软件中预先进行口腔手术方案数字化模拟（图1-1）并设计制作在手术过程中用来引导术者进行操作的高精度装置。

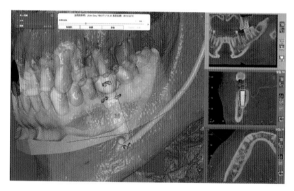

图 1-1 模拟种植体放置

近年来，随着计算机信息技术的发展，口腔医学已逐渐进入了数字化时代，数字化技术的应用成为了口腔医学发展的热点与重点。使用影像学技术、CAD（计算机辅助设计）和CAM（计算机辅助制造）技术进行口腔手术数字化诊疗推动了口腔医学向微创、精准、高效、个性化的方向发展，口腔数字化技术已成为口腔医学未来发展的必然趋势和潮流。

在口腔数字化技术中，口腔手术导板的使用让患者的诊疗过程变得更加精准、安全、舒适，对手术并发症的减少也起到重要作用。

制作口腔手术导板时通常需要联合使用多种数字化技术，常用的数字化技术包括医学影像技术、数字化印模技术、虚拟咬合架技术、逆向工程技术、三维（3D）打印技术等。

在设计软件中，将所有数字化信息进行整合规划形成手术方案，最终将设计的口腔手术导板数据传输到3D打印设备通过打印成型。口腔手术导板（图1-2）作为口腔数字化手术方案信息的载体，可将医生与技师的设计思路通过导板的精确引导和定位转化为现实。

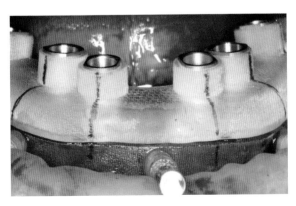

图1-2　口腔手术导板

第二节　口腔手术导板的分类

按照口腔手术导板的制作方式，可以将口腔手术导板分为传统手术导板与数字化手术导板。

一、传统手术导板

传统手术导板一般可采用在患者的诊断模型上制作诊断蜡型后，将诊断蜡型复制为石膏模型，并在石膏模型上采用真空压膜等方式制作的简易压膜导板（图 1-3）。传统手术导板的制作方式相对较简单且成本低廉。对于口腔条件较好的患者使用简易导板即可满足临床需求；但对于情况较复杂，对咬合功能以及美学需求较高的患者，简易导板对手术方案的导向的精度将难以满足患者的需求，甚至可能造成整个手术方案实施失败。

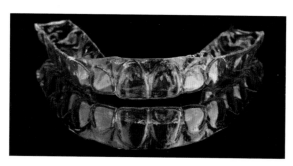

图 1-3　传统压膜导板

二、数字化手术导板

根据数字化手术导板的临床运用不同，通常可以将数字化手术导板分为数字化种植导板、数字化切龈板、数字化牙体预备导板、数字化树脂注射导板以及数字化根管预备导板等类型。

（一）数字化种植导板

数字化种植导板是通过采集患者颌骨 CBCT 扫描数据，并使用扫描设备获取患者口腔软硬组织的三维数据，借助口腔专业数字化软件对种植体进行虚拟放置以及手术导板的设计，并结合 3D 打印技术制作成型的种植导板。

按照种植手术导板固位方式的不同，可将种植手术导板分为牙支持式种植导板、黏膜支持式种植导板以及骨支持式种植导板。通常情况下，牙支持式导板的精度最高。在制作骨支持式导板时，由于使用采集的患者 CBCT 数据重建的颌骨数据精度不够高，这将导致骨支持式种植导板在颌骨就位的准确性受到较大影响，故使用骨支持式种植导板相比使用其他支持类导板的种植精度更低（图 1-4）。

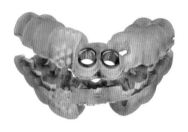

A. 牙支持式种植导板

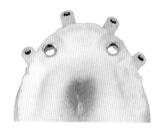

B. 黏膜支持式种植导板

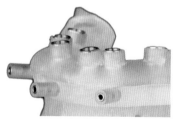

C. 骨支持式种植导板

图 1-4 不同支持方式的种植导板

根据对种植体植入时引导程度的不同，又可以将种植导板分为部分引导种植导板和全程引导种植导板（图1-5）。部分引导种植导板仅引导种植体的轴向定位，不对种植体植入深度进行引导。全程引导种植导板可通过使用种植体配套的全程导航工具，在种植导板和导航工具的引导下通过逐级备洞等方式，可精确把控种植体植入的深度和轴向。

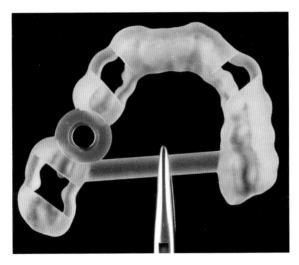

图 1-5　全程引导种植导板

（二）数字化冠延长导板

前牙美学区临床牙冠过短或者牙龈暴露过多是影响患者红白美学的常见因素之一，通常可采用冠延长术来解决这一问题。冠延长术是牙周治疗最常见的技术之一，其目的是降低牙龈高度，增加临床牙冠的长度，以解决由此带来的功能或者美观问题。

在进行冠延长术前设计时，需根据实体或者虚拟诊断蜡型等信息的提示，按照临床的需求，在需修整区域设置参考线，以帮助临床医生准确把控手术方式和范围。数字化冠延长导板中已包含了修整区域的参考标志线信息，能帮助临床医生精确定位牙龈手术区域以及牙槽骨去除区域（图1-6），可获得理想的修复空间以及改善口腔红白美学问题。

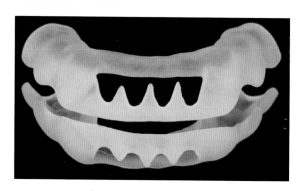

图1-6　数字化冠延长导板

（三）数字化牙体预备导板

数字化牙体预备导板可在进行牙体预备时帮助临床医生精确控制牙体预备深度，以便于预留出制作最终修复体所需求的容纳空间。

根据牙体预备导板的厚度不同，又可将导板分为等厚牙体预备导板与不等厚牙体预备导板（图1-7）。通常情况下，在使用等厚导板时需结合制作最终修复体所需求的容纳空间进行预备深度的计算，临床的操作较复杂繁琐。由于不等厚导板在进行数字化设计时已将车针的预备深度与最终修复体的厚度事先进行了空间计算，故在临床操作时只需通过使用配套的含止停装置的车针即可精准地控制牙体预备深度，操作更加方便快捷。

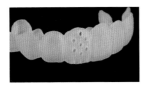 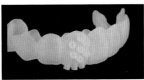

A. 等厚牙体预备导板　　B. 不等厚牙体预备导板

图 1-7　数字化牙体预备导板

（四）数字化树脂注射导板

目前，临床治疗牙体缺损最常用、最基本的方法仍是采用树脂充填的方式。数字化树脂注射导板在临床中可用于牙体缺损的直接修复，通过术前设计虚拟诊断蜡型，设计制作并打印成型树脂注射导板，通过树脂注射导板引导临床医生注射树脂的方式，可快捷地获得直接修复体（图 1-8）。

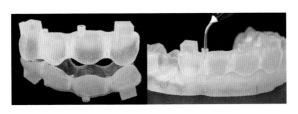

图 1-8　数字化树脂注射导板

（五）数字化根管预备导板

治疗牙髓病和根尖周病最有效的方式是根管治疗术。利用锥形束CBCT扫描数据获取患者牙体根管信息，通过数字化设计并3D打印制作出的数字化根管预备导板（图1-9）可协助医生准确定位患牙根管位置，建立治疗通道，避免过多磨除牙体组织，能最大程度地提高根管治疗后患牙的长期存留率。

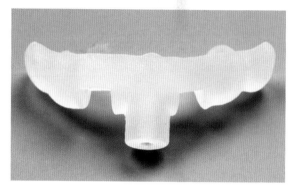

图 1-9　数字化根管预备导板

第二章

口腔手术导板
数字化设计

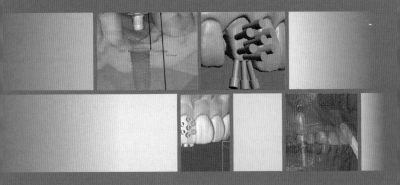

第一节 口腔手术方案的制定

口腔手术方案的制定通常需要经过术前检查与诊断，患者数字化信息采集，手术方案规划，医、技、患三方沟通与协调，手术导板设计与制作以及手术实施等步骤。

1. 术前检查与诊断

术前检查主要包括临床问诊与沟通、口颌系统检查、采集诊断模型、获取咬合记录等，通过整理患者的术前检查情况可进行病例分析并初步诊断。

2. 患者数字化信息采集

可用于口腔手术方案规划的患者数字化信息通常包括 CBCT 影像数据，患者口腔软硬组织三维数据（通过口内扫描仪扫描也可制取印模或灌制模型后使用扫描仓扫描获取），患者个性化电子面弓数据，数码照片或面部扫描数据等。

3. 手术方案规划

利用设计软件对所采集的患者各项数字化信息进行处理，通过软件将数据进行三维重建与整合，在患者软硬组织均为可视化的专业软件环境中完成手术方案的初步规划设计。

4. 医、技、患三方沟通与协调

通过医、技、患三方沟通可了解患者对美学和功能的需求以及口腔技师在现有的材料和技术手段的极限，通过调整手术方案规划满足患者的需求并让手术预期更容易实现。

5. 手术导板设计与制作

根据手术方案规划，利用口腔专业软件完成数字化口腔手术导板的设计，并采用 3D 打印技术打印制作手术导板。

6. 手术实施

临床医生在口腔数字化手术导板的引导下，可精准地实施种植体植入、截骨、牙龈修整、牙体预备、树脂充填等操作。

第二节 数据获取与处理

精准的口腔手术导板的设计与制作需要依靠准确的数字化信息，获取数字化信息的精度在极大程度上左右了手术方案实施的精准性。常用于口腔手术导板设计的数字化信息主要包括影像学数据、数字化印模或模型数据、数码照片、面部扫描数据以及电子面弓数据等。

一、影像学数据

锥形束计算机断层扫描成像技术（CBCT），又称数字容积体层摄影。它能从三维角度，即矢状位、冠状位和轴位来显示患者的病变组织和正常组织结构，从而避免了二维平片的固有缺陷，是术前评估颌骨、神经血管、上颌窦等解剖标志的重要媒介，也是确定根管位置形态以及术前放置虚拟种植体的数据基础（图2-1），目前 CBCT 技术已经在口腔医学各领域有了广泛应用。与传统的螺旋式 CT 相比较，CBCT 技术在扫描和数据获取方式上进行了升级，具有放射剂量低，扫描时间短，空间分辨率高等优点。

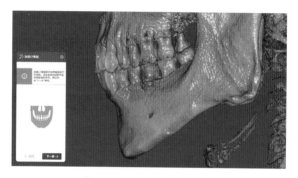

图 2-1　影像学数据三维重建

CBCT 扫描数据可用于评估颌骨的大小、位置、形态、骨密度以及重要解剖结构，甚至可用于显示根管系统中根管分叉、侧支根管等微小解剖结构。

在临床应用过程中，应根据不同的需求选择不同拍摄视野和清晰度的 CBCT 扫描数据。为便于后期设计时能在软件中进行颌骨、牙列乃至根管的三维重建，CBCT 的扫描数据需保存为软件可以识别的 DICOM 格式。

二、数字化印模／模型数据

口腔软硬组织表面形态获取的途径通常有两种方式，一种可将印模或者灌制好的石膏模型使用模型扫描仪进行仓扫来获取三维可视化的数字化模型，另一种也可以通过口内光学扫描仪（IOS）在椅旁直接在患者口内进行扫描获取。数字化模型是进行数字化手术导板设计的数据基础，常见的数字化模型的数据格式包括STL、PLY、OBJ 格式等。

（一）口外扫描

通常情况下，临床采用是的口外扫描这种间接扫描的信息采集方式（图 2-2）。口外扫描是指使用模型扫描仪扫描硅橡胶印模或者灌制好的石膏模型以获取模型扫描数据的间接扫描方式。

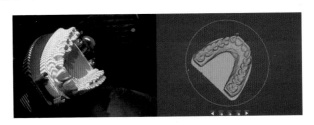

图 2-2 口外扫描仪与模型扫描数据

常用的扫描系统按照是否与被扫描物体接触可分为接触式机械扫描仪和非接触式光学扫描仪两种类型。接触式机械扫描仪在扫描过程中，扫描头会对被扫描物体施加一定压力，通过在被扫描物体上移动并记录位移数据从而建立物体的三维数据。接触式扫描仪的扫描速度较慢，对软质物体扫描时易引起形变而产生较大误差。

非接触式光学扫描仪的扫描头与被扫描物体不接触，其利用激光测距等原理来捕捉物体表面形态并建立三维模型数据。非接触式光学扫描技术手段较为成熟，扫描精度高，操作简单快捷，成本较低，现已广泛运用于口腔医学领域。

（二）口内扫描

口内扫描是一种利用口内光学扫描设备直接对患者口内的软硬组织进行光学扫描来获得其表面形态数据的直接扫描方式（图 2-3 ）。

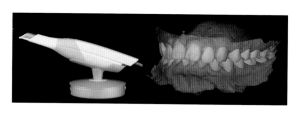

图 2-3　口内扫描仪与口内扫描数据

临床使用的口内扫描仪工作原理主要包括光学三角测量原理、共聚焦显微成像原理以及波前采样原理等。相对于传统取模方式，口内扫描方式让患者感受更加舒适，并且椅旁操作时间更短，效率更高，可避免取模材料以及灌制过程中因模型变形所导致的误差。在制作嵌体、单颗牙冠或者三单位以内的桥体时，口内扫描方式的精度已可满足临床需求。在扫描大范围的牙弓时，由于受口内扫描仪扫描方式的影响，多个扫描数据在进行拼接叠加时常会出现变形、扭曲等现象，这将使模型数据产生较大误差。

三、数码照片

数码照片是病例资料记录、口腔疾病诊断、病情分析、手术方案设计以及医、技、患沟通交流的重要信息载体（图2-4）。在口腔美学修复中，数码照片可为美学诊断蜡型的设计提供与患者自身美学相关的信息。通常口腔行业使用的数码照片是采用口腔微距摄影的方式来获取。口腔微距摄影需要的器材主要包括单反相机、微距镜头、闪光灯、开口器、反光板以及黑板等辅助器

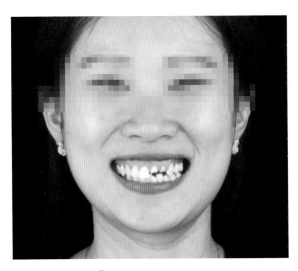

图 2-4　患者病例照片

材。由于数码照片所获取的信息仅仅是三维空间在二维平面的投影，所以在进行美学诊断蜡型设计时，还需要结合其他信息才能将患者的美学信息在诊断蜡型中进行准确重现。常用的数码照片的格式包括 JPEG，TIF 以及 RAW 格式等。

四、面部扫描数据

随着口腔医学数字化进程的加速，越来越多的数字化技术开始涌入口腔医学领域。为了更全面、准确地分析患者的美学信息，现在我们可以使用面部扫描仪对患者进行面扫以获得患者的面部三维扫描数据（图 2-5）。此数据可包含患者全方位的颜面部数据信息，常用于构建虚拟患者。在修复设计时，通过面扫数据，医生和技

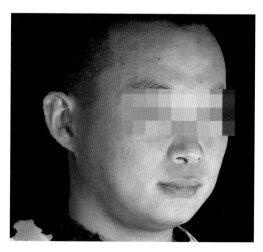

图 2-5　面部扫描数据

师可从多个角度对虚拟患者进行观测以检查手术方案的美观性。面部扫描仪的出现给口腔修复的美学设计带来了极大的助力，甚至部分高端的面部扫描设备还可以对患者进行动态 3D 视频拍摄，这对检验手术设计方案的动态效果带来可能。

当进行面部扫描时，扫描数据易受面部软组织形变等影响，扫描精度相对较低，故通常需要利用一些辅助手段来提高面部扫描数据与其他数据整合时的精度。

常见的面部扫描数据的格式包括 OBJ、PLY 格式等。

五、电子面弓

在修复体的咬合设计时，能否获取精准的患者个性化咬合信息对于修复体咬合功能设计时精度是否可靠非常重要。传统方法中，临床医生采用咬合材料来获取患者前伸和侧方咬合记录，然后技师利用模型与咬合记录，在咬合架中测量出患者的个性化咬合参数。传统方式的技术敏感性较高，操作过程复杂、繁琐并且准确性较低。

电子面弓（图 2-6）通过对超声或光学信号进行分析，可以便捷地捕捉患者的下颌运动轨迹，确定患者个性化铰链轴，测量髁导以及切导参数信息，甚至还能将获得的数据进行整合并导入修复设计软件中，使患者的模型数据转移至虚拟咬合架的对应位置，为后期的修复设计提供了准确的患者个性化咬合数据（图 2-7）。电子面弓的出现极大降低了临床获取患者个性化咬合信息的操作难度，显著提高了临床的诊疗效率。

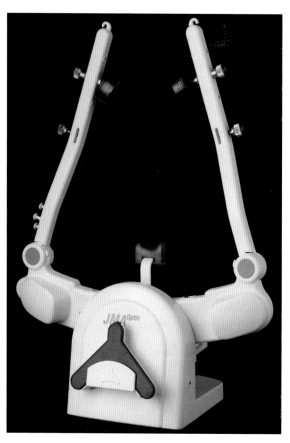

图 2-6　电子面弓

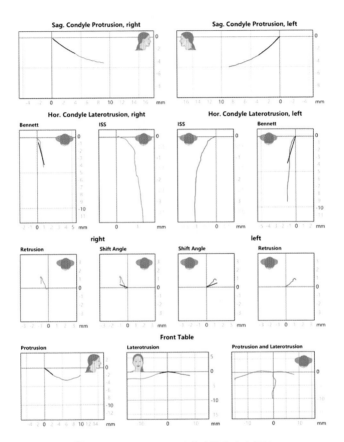

图 2-7　电子面弓测量患者个性化咬合数据

第三节 口腔手术导板的设计

一、数字化种植导板

在种植手术中，为了获得满足理想修复效果的种植体三维空间位置，我们可以借助数字化种植导板来引导种植体的植入。在设计数字化种植导板时，需充分考虑远期的修复效果，规划设计方案需全面平衡考量包括修复方式、咬合关系、植体空间位置等信息。

（一）种植体理想的三维位置

将种植体植入到理想的三维空间位置是种植修复获得成功的关键因素。以修复为导向的种植手术规划需在遵循种植基本原则的基础上兼顾修复体的功能与美学、患者的骨量以及角化黏膜等多种情况，尽可能达到对多方因素的平衡考量。

1. 前牙美学区种植体三维空间位置基本原则

（1）唇舌向：为了维护前牙唇侧的美观及功能，种植体位置需偏舌侧，在前牙舌侧骨壁厚度需大于 1mm，唇侧骨壁厚度需大于 2mm（图 2-8），否则将存在唇侧牙槽嵴吸收以及牙龈退缩的风险；对于前牙即刻种植病例，种植体唇侧边缘与拔牙窝唇侧骨壁之间至少保留 2mm 的跳跃间隙（图 2-9）（当种植体植入新鲜的拔牙窝时，通常会在种植体周围呈现一个水平向和垂直向的不规则空间）从而保证有足够的植骨材料占据空间以维持牙槽嵴唇侧轮廓，且该区域有足够的血凝块滞留以利于后期成骨。

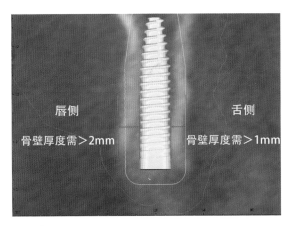

唇侧

骨壁厚度需＞2mm

舌侧

骨壁厚度需＞1mm

图 2-8　前牙区种植体唇舌向空间位置基本原则

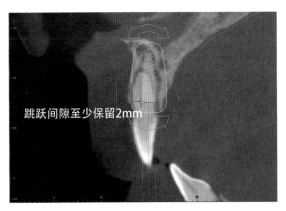

跳跃间隙至少保留2mm

图 2-9　植体唇侧边缘与拔牙窝唇侧骨壁之间的跳跃间隙
　　　　至少保留 2mm

（2）近远中向：种植体的位置应处于缺牙间隙正中或在满足安全距离的前提下略偏远中；种植体外壁距邻牙牙根的理想距离需 ≥ 2mm，最小间距需 ≥ 1.5mm，相邻种植体外壁之间理想间距需 ≥ 3mm（图 2-10）。

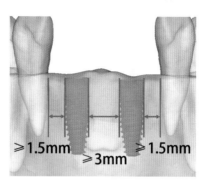

图 2-10 相邻种植体外壁之间理想距离需 ≥ 3mm，植体外壁距邻牙牙根的最小间距需 ≥ 1.5mm

（3）轴向：种植体的螺丝通道穿出方向应尽量偏腭侧，最理想的穿出位置为舌隆突。在满足安全的前提下应尽可能让螺丝通道从最终修复体舌隆突位置穿出以便可以使用螺丝固位的方式来固位修复体（图 2-11）。

（4）植入深度：在美学区，软组织水平种植体的平台应当位于唇侧理线龈缘中点的根方 2.0~3.0mm 处、骨水平种植体的平台应当位于唇侧理线龈缘中点的根方 3.0~4.0mm 处（图 2-12）；对于前牙即刻种植病例，为保证初期稳定性，种植体需进入拔牙窝根尖下方骨组织 3~4mm（图 2-13）。在不伤及重要解剖结构，保证安全的前提下，种植体需选择直径较大、长度较长的型号。

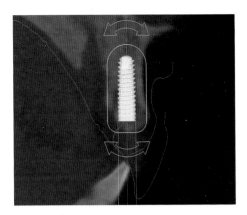

图 2-11　植体穿出方向偏腭侧

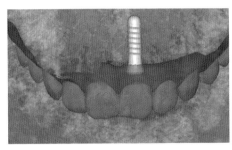

A. 软组织水平种植体的平台位于唇侧龈缘中点根方 2.0~3.0mm 处

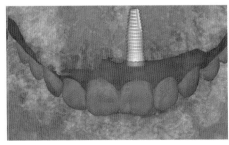

B：骨水平种植体的平台位于唇侧龈缘中点根方 3.0~4.0mm 处

图 2-12　软组织水平和骨水平种植体平台的位置

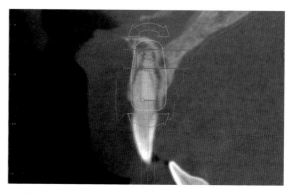

图 2-13 种植体需进入拔牙窝根尖下方骨组织 3~4mm

2. 后牙区种植体三维空间位置基本原则

（1）颊舌向：后牙区种植体应位于前后邻牙的中央窝连线上，种植体外壁骨壁厚度需大于 1mm（图 2-14）。

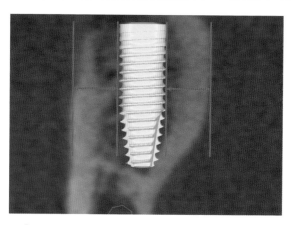

图 2-14 后牙颊舌侧种植体外壁骨壁厚度需大于 1mm

（2）近远中向：种植体的位置应处于缺牙间隙正中；与前牙种植体的空间位置要求一致，种植体外壁距邻牙牙根的理想距离需 ≥ 2mm，最小间距需 ≥ 1.5mm，否则存在邻面牙槽嵴吸收和龈乳头退缩的风险；相邻种植体外壁之间理想间距需 ≥ 3mm（图 2-10），否则存在种植体间牙槽嵴吸收风险。在不伤及重要解剖结构，满足安全距离的前提下，应选择直径较大的种植体。

（3）轴向：种植体植入方向需符合生物力学原理，应尽量减少咬合时产生拉力和剪切力，最大程度减小侧向力，故在放置种植体时，种植体长轴需垂直于咬合平面并指向对颌牙功能尖的功能斜面（图 2-15）。

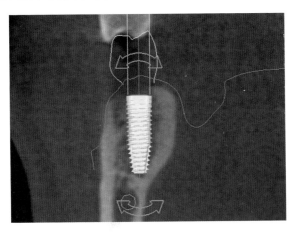

图 2-15　后牙种植体长轴垂直于咬合平面并指向对颌牙功能尖的功能斜面

（4）植入深度：软组织水平种植体或带有金属颈环的骨水平种植体可将种植体的粗糙部分置于骨内，光滑颈部位于牙槽嵴骨平面的冠方（图2-16）。无金属颈环的骨水平种植体平台应平齐骨面或者位于骨面下方0.5~1mm（图2-17），种植体根方与下颌神经管、颏孔的距离需≥2mm（图2-18）。在不伤及重要解剖结构，满足安全距离的前提下，种植体需选择直径较大、长度较长的型号。

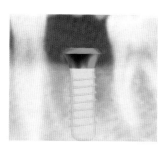

图 2-16　软组织水平种植体将种植体粗糙部分置于骨内，光滑颈部位于牙槽嵴骨平面的冠方

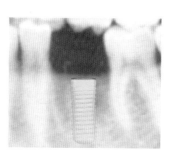

图 2-17　骨水平种植体平台平齐骨面或者位于骨面下方0.5~1mm

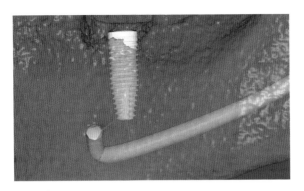

图 2-18 种植体根方与下颌神经管、颏孔的距离需≥2mm

3. 多颗牙连续缺失的种植体位点放置原则

多颗牙连续缺失的病例在手术方案设计的时候需对修复方式、种植位点分布、骨质情况等信息进行综合考量。

（1）近远中向：种植体植入位点需参考最终修复体的位置并择优选择骨量较好的区域。

（2）唇（颊）舌向：在牙槽嵴顶颊舌向宽度和人工牙冠位置形态允许情况下连续三个或以上的种植体应形成面式布局，不可排成一条直线。

4. 无牙颌种植修复种植体位点放置原则

无牙颌种植修复的类型通常可分为种植覆盖义齿与种植固定义齿两类。不同的修复方式对种植体数量的需求不同，由于上颌骨相对下颌骨的骨质要更为疏松，故选择种植覆盖义齿修复方式时，通常情况下在上颌至少需要植入 4 颗种植体，下颌至少植入需要 2 颗种植体；

选择种植固定义齿修复方式时，在上颌至少需要植入 6 颗种植体，下颌至少需要植入 4 颗种植体。

无牙颌种植体三维位置设计时需兼顾骨量、角化黏膜以及修复体位置，必要时可通过骨修整术改变剩余可用骨宽度；通过切口和瓣的转移，可在一定程度上改变角化黏膜的分布；种植体位点之间需形成面式分布，不可排成一条直线；种植体之间尽量平行，也可通过角度复合基台纠正种植体平行度差异以改变螺丝孔的穿出位置；当后牙区骨量不足时，可将种植体倾斜植入；修复设计时可做短牙弓或悬臂设计但悬臂距离需控制在 AP 距(前部两枚种植体连线与终末两枚种植体连线距离)1.5 倍以内。

（二）数字化种植导板的设计

1.数据准备

制作数字化种植导板通常需要收集的数据包括患者的 CBCT 扫描数据（Dicom 格式）、口腔软硬组织扫描数据（可采用传统制取模型后扫描仓扫描和椅旁口内扫描数字化模型两种方法），如对美学和咬合功能要求高的病例，还需提供患者微笑照片与带着开口器的照片或者使用面部扫描数据、患者个性化电子面弓数据、无牙颌患者术前制作的放射义齿扫描数据等。

2. 数字化种植导板制作流程

术前评估

↓

制作数字化诊断蜡型

↓

虚拟种植体放置

↓

设计数字化种植导板

↓

输出数据并 3D 打印成型

3. 软件操作流程

目前用于数字化种植导板的设计软件主要包括 Blue Sky、coDiagnostiX、exoplan、GuideMia、Nobel Guide、Simplant、SMOP 以及 3Shape Implant studio 等。经过多年的努力，国内现在也涌现出一批优秀的导板设计软件，包括 eGuide、六维数字植牙等。虽然不同软件对数据开放程度不同，部分软件设计的数据不能本地保存，只能将数据发送至对应的原厂加工中心进行后续制作，但所有导板设计软件都遵循相似的设计流程。

（1）设计数字化种植导板流程　设计种植导板软件时基本都遵循设计流程（图 2-19）。

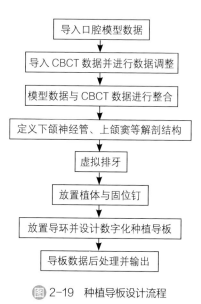

图 2-19 种植导板设计流程

（2）操作步骤

①在进行种植导板设计时，需导入患者的口腔软硬组织扫描数据，同时将患者的 CBCT 扫描数据导入软件（图 2-20），通过调整不同的阈值以获得清晰的骨骼信息、牙体形态以便进行三维重建以及定义软硬组织的临界值（图 2-21），接着可根据手术方案范围设定全景曲线范围（图 2-22）。

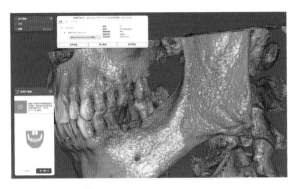

图 2-20 导入患者 CT 数据

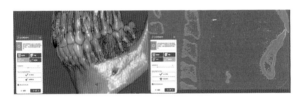

图 2-21 调整阈值进行三维重建并定义软硬组织临界值

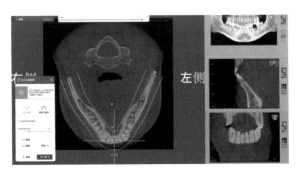

图 2-22 定义全景曲线

②为了保障最终修复体的精确设计与种植体放置时定位准确，在设计软件中，需先将口腔模型扫描数据与患者CBCT扫描数据进行空间匹配（图2-23）；若事先已为患者制作了放射义齿，由于放射义齿中已包含了修复的美学与功能信息，故可让患者佩戴着放射义齿进行CBCT扫描，并对放射义齿进行单独CBCT扫描（图2-24），或者将这两种CBCT扫描数据进行三维重建后可进行空间匹配（图2-25），如果使用模型扫描数据与CBCT扫描数据进行配合的方式来设计种植手术导板，需在模型扫描数据与CBCT扫描数据对应区域选择三个相距较远的标志点进行空间匹配，可有效提升数据匹配效率与精度；若使用放射义齿的CBCT扫描数据与患者的CBCT扫描数据进行配合的方式来设计种植手术导板，由于放射义齿中阻射点的放置已为软件提供了充足的采样标志点，软件通常可以自动完成选择采样标志点并进行数据的空间匹配工作。当完成患者CBCT扫描数据与模型扫描数据或放射义齿扫描数据的空间匹配后，软件会对匹配的结果显示出不同颜色以表现数据的匹配精度，同时在辅助视图的窗口会显示出二维横截面视图来展示空间匹配结果。这时，需要对数据的匹配精度进行检查并评估是否满足临床手术设计的需求（图2-26），若数据的匹配结果误差较大，可进行手动调整或者返回上一步骤对参数进行调整后，再次进行数据空间的精确匹配过程。

③对于上颌窦以及下颌神经管这些对种植手术具有

潜在风险的解剖标志结构，在进行虚拟种植体放置前需要在软件中对其进行标记，以便在后期设计时能够避开解剖因素的风险。在设计软件中标记下颌神经管时，可先从颏孔位置开始进行标记（图2-27），通过采用多视角窗口共同定义神经管位置的方式可极大提高操作的效率与准确性；在划分上颌窦区域时，在软件中可通过调整临界值参数的方式来进行窦腔的分离（图2-28），如果上颌窦有积液影响窦腔分离的精度，还可采用手动调整的方式进行精细修改。

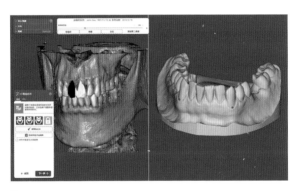

图 2-23　口腔模型扫描数据与 CBCT 扫描数据进行空间匹配

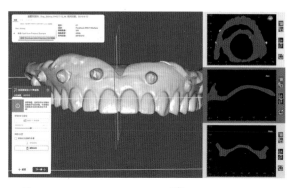

图 2-24 对放射义齿单独进行 CBCT 扫描并三维重建

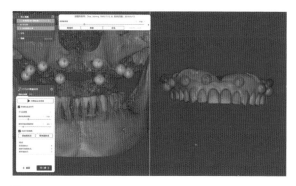

图 2-25 两种 CBCT 扫描数据进行三维重建后进行空间匹配

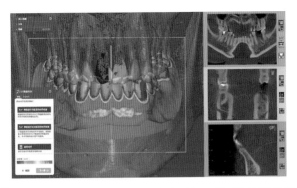

图 2-26 对数据匹配的精度进行检查并评估是否满足临床设计的需求

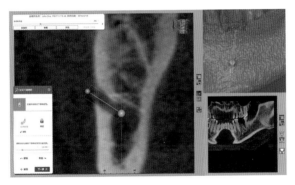

图 2-27 从颏孔开始寻找下颌神经管

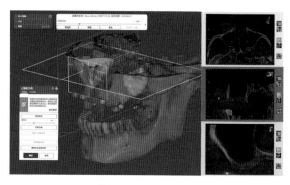

图 2-28 分离上颌窦

④在确定种植体放置的空间位置之前，为了遵循以终为始和以修复为导向的原则，可以先在软件中进行最终修复体的虚拟设计（图2-29），也可以将做好的实体诊断蜡型通过扫描的方式导入设计软件中。在确定了最终修复体的空间位置后，再按照以修复为导向的原则来确定种植体放置的空间位置。

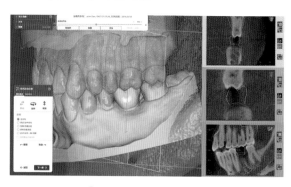

图 2-29 排列虚拟修复体

⑤接着根据临床确定的种植体型号、数量选择对应的虚拟种植体数据库进行种植体的放置。在进行虚拟种植体放置时需综合平衡考虑种植体植入的深度、角度与颌骨、最终修复体以及对颌牙之间的空间位置关系（图2-30）。为了增强黏膜支持式以及骨支持式手术导板的固位稳定性，通常需要利用固位钉进行辅助固位（图2-31）。固位钉一般需设置3~5个，常分布在唇颊侧呈扇形分布；放置固位钉时需让固位钉从一侧骨皮质进入，把固位钉的尖端没入骨内3~6mm，同时需避免穿过对侧骨皮质、损伤神经或进入上颌窦的情况；放置固位钉时，固位钉与邻牙牙根以及种植体之间的安全距离通常可设置为1.5mm。

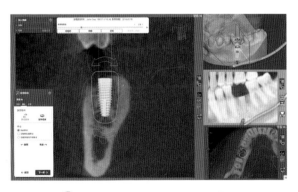

图2-30　虚拟种植体空间位置的放置

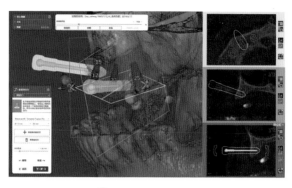

图 2-31　放置固位钉

⑥在种植手术中，种植体的植入是通过种植导板的套管来控制的。在确定了种植体的植入空间位置后，需根据临床的需求来放置套管。全程引导种植导板的套管放置的空间位置是由已确定的种植体的植入位置决定的，通常只有几个固定的高度可以选择（图 2-32）。在选择套管的放置高度时应尽可能靠近种植体以提高种植手术的精度。放置套管时还需避免套管侵犯患者的软硬组织，同时需注意与邻牙之间的位置关系，以防止在种植手术时因空间不足而阻挡种植机手柄情况的发生。如果采用部分引导种植导板，可选择使用第三方通用套管或仅引导定位先锋钻的套管（图 2-33）。通用套管或先锋钻套管不能精确定位种植体植入的深度，只能确定植入的方向，故在进行放置时，对套管高度的调整相对更加自由。

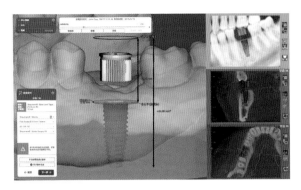

图 2-32　放置全程引导套管

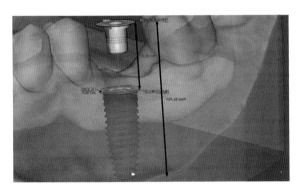

图 2-33　放置先锋钻引导套管

⑦当植体设计方案确定后，要将软件中设计的种植体的三维空间位置在现实中重现，需要借助 3D 打印技术将数字化种植导板转化成实体的种植导板（图 2-34）来实现。

种植手术导板的主体结构通常包含套管、固位钉通道、覆盖支持结构、就位检查窗口以及冷却窗口等。

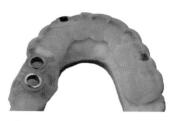

图 2-34　3D 打印数字化种植导板

　　设计导板时，首选需要设置成品套管或固位钉套管的底座间隙空间，通常可以按照所使用的 3D 打印设备的实际情况来选择或者自定义参数（图 2-35），以避免在后期将成品套管或固位钉套管粘接到导板上时过松或过紧。同时需定义套管上方清空参数，以去除潜在的阻挡手术操作的影响因素。

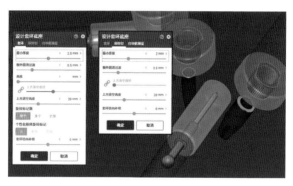

图 2-35　设置成品套管或固位钉套管底座参数

　　在设计手术导板的覆盖支持结构前，需先确定手术导板的就位道，以便让软件自动填除在手术导板带入方向上可能阻挡就位的软硬组织倒凹（图 2-36）。

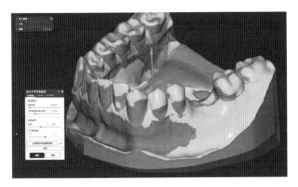

图 2-36　确定导板就位道并填除倒凹

在设计导板的覆盖支持范围时需考虑导板的稳定性，并根据患者口内余留牙情况以及导板的固位形式来设计导板的边缘范围（图 2-37）。通常为了提高导板的固位稳定性，牙支持式种植导板可设计为跨牙弓式；无牙颌导板在设计时可参考全口义齿基托伸展范围来设置导板的范围以提升导板在患者口内的稳定性。

就位检查窗口是检查手术导板就位情况的重要结构，通常需在套管的近远中部位至少各设置一个检查窗口，窗口位置常设置在牙尖处（图 2-38）。手术导板冷却窗口的设置可以增加术区暴露量，提升术区冷却效果，同时，冷却窗口也可作为局部浸润麻醉的通道（图 2-39）。为了减小手术导板打印时的变形量以及增加导板强度，通常可以通过设置加强杆对导板进行增强处理（图 2-40）。

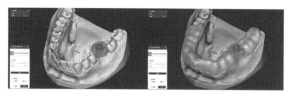

图 2-37 设置导板覆盖支持范围

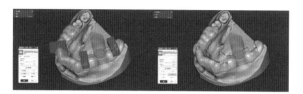

图 2-38 设置就位检查窗口

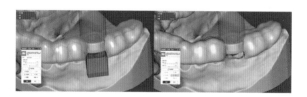

图 2-39 设置冷却窗口

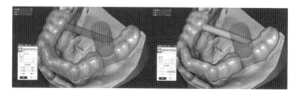

图 2-40 设置加强杆

⑧将各主体结构设计完成后可融合生成种植手术导板数据（图2-41），输出的 STL 格式的导板文件可使用 3D 打印机进行打印成型并将套管通过粘接的方式与导板进行装配（图2-42）。

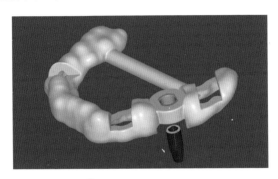

图 2-41　生成手术导板

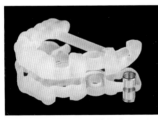

A. 打印成型的种植手术导板与成品套管

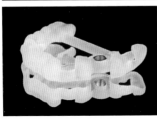

B. 装配好成品套管的种植手术导板

图 2-42　种植手术导板

二、数字化冠延长导板

牙龈牙周组织的健康是美学修复成功的关键因素之一。在临床上，常会遇见一些具有牙龈不对称、基牙过短、旧修复体侵犯结合上皮附着等情况的患者。这些患者通常需要通过牙周外科治疗才能获得适当的临床牙冠长度与健康美观的牙龈形态。在修复中，为了获得理想的修复空间以及改善口腔美学问题，常可通过手术的方法来降低患者龈缘位置，延长临床牙冠长度。数字化冠延长导板在手术方案设计时充分考虑了患者生物学宽度、冠根比例等关键问题。利用数字化冠延长导板进行手术有利于保证修复效果的长期稳定。

（一）冠延长术的原理

冠延长术是基于生物学宽度的原理，通过手术降低牙槽嵴顶和龈缘的水平，在龈沟底与牙槽嵴顶之间建立起符合生物学宽度的距离。

生物学宽度（图 2-43）的概念是 1962 年由 Cohon 根据 Gergiuao 等人的研究提出的，是指附着于根面的上皮与结缔组织的宽度之和，平均距离 2.04mm。此宽度在不同牙位之间可能会有差异，但存在于所有的健康牙上。随着年龄的增大或在病变情况下，结合上皮附着向根方迁移，牙槽嵴顶亦随之下降，但沟（袋）底与嵴顶间的生物学宽度保持不变。

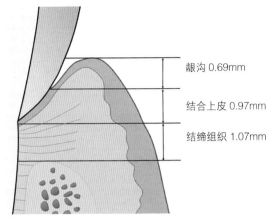

結沟 0.69mm

结合上皮 0.97mm

结缔组织 1.07mm

图 2-43　生物学宽度

根据临床需要切除牙龈量的多少，冠延长术可采取单纯切龈术或者翻瓣术结合骨切除术两种手术方式。单纯切龈术仅适用于只需细微调整龈缘外形与高度，而无需改变生物学宽带的患者。

（二）数字化冠延长导板的设计

1. 数据准备

制作数字化冠延长导板的病例通常对美学和咬合功能要求较高，为满足设计的需要，所收集的数据需包括患者口腔软硬组织扫描数据（可采用传统制取模型后扫描仓扫描和椅旁口内扫描数字化模型两种方法），患者微笑照片与带着开口器的照片或面部扫描数据、患者个性化咬合数据、CBCT 扫描数据（Dicom 格式）等。

2. 数字化冠延长导板的制作流程

术前评估

↓

制作数字化诊断蜡型

↓

确定牙龈与骨修整范围

↓

设计数字化冠延长导板

↓

输出数据并 3D 打印成型

3. 软件操作流程

截至目前，暂无软件厂商提供有专门用于数字化冠延长导板的设计软件。在进行冠延长导板的设计过程中，我们常需结合使用多种不同软件的特定功能对患者数据进行组合处理，才可设计出所需的数字化冠延长导板数据。

（1）设计数字化冠延长导板流程　目前设计数字化冠延长导板时可参考设计流程进行设计制作（图 2-44）。

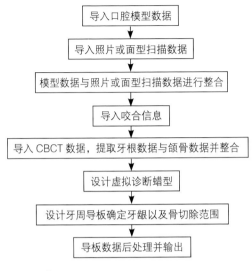

図 2-44　数字化冠延长导板设计流程

（2）操作步骤

①数字化冠延长导板需在已完成美学设计的虚拟诊断蜡型基础上进行制作，故需先进行虚拟诊断蜡型的设计。将患者的口腔模型数据导入软件后，需将患者的照片（图 2-45）或者面部扫描数据（图 2-46）与模型数据进行数据整合，以便进行美学分析和设计。

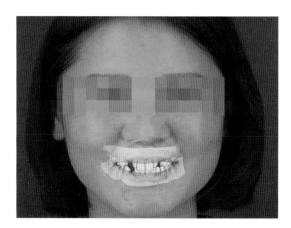

图 2-45　模型数据与照片进行数据整合

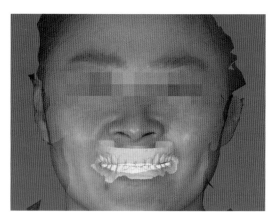

图 2-46　模型数据与面部扫描数据进行数据整合

　　②在进行虚拟诊断蜡型设计时，为了兼顾虚拟蜡型的美学与功能，还需要导入患者的个性化咬合数据。患者的个性化咬合数据通常有两种获取方式，一种可通过

在实体咬合架上测量出髁导与切导数据后，再手动输入软件里进行功能运动的模拟；另一种也可以通过使用电子面弓对患者的个性化咬合信息进行测量并导入到设计软件中进行设计（图 2-47）。若需要在较大范围进行牙龈边缘轮廓修整并且需要侵犯患者生物学宽度时，则还需导入 CBCT 扫描数据以确定骨修整范围并确保临床根冠比例在可接受范围内（图 2-48）。

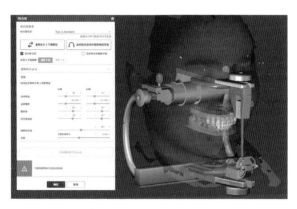

图 2-47　设计虚拟诊断蜡型

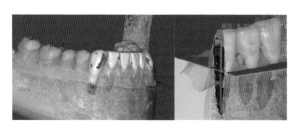

图 2-48　导入颌骨数据检查根冠比例

③将设计好的虚拟诊断蜡型作为龈缘参考位置来设计冠延长导板之前，需先确定导板的就位道，以填除在带入方向上可能阻挡导板就位的软硬组织倒凹（图2-49）。

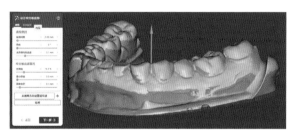

图 2-49　填除软硬组织倒凹

④设计数字化冠延长导板范围时需根据虚拟诊断蜡型作为参考来设置边缘位置，如果患者仅需要进行局部牙龈修整而不涉及侵犯生物学宽度时，导板的边缘可以按照虚拟诊断蜡型的颈缘进行设置（图2-50）；若需侵犯生物学宽度，降低龈缘高度，冠延长导板的边缘则需按照虚拟诊断蜡型颈缘（最终修复体边缘平齐龈缘）往根方延伸3mm左右来作为颌骨修整的参考位置（图2-51）。

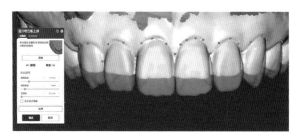

图 2-50　按照虚拟诊断蜡型颈缘设置导板边缘

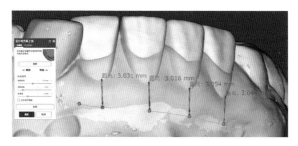

图 2-51　导板边缘按照虚拟诊断蜡型颈缘往根方延伸 3mm 进行设置

⑤对于需进行骨修整的情况，已按照骨修整需达到的深度进行导板边缘设置，牙龈的切除范围则可以通过使用第三方软件沿着虚拟诊断蜡型牙龈边缘对导板进行开孔切割以暴露出手术区域的方式来进行设计制作（图 2-52）。

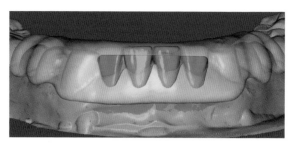

图 2-52　对导板开孔切割暴露出牙龈切除区域

⑥确定手术方案后，将设计完成的数字化冠延长导板输出为 STL 格式文件，发送到 3D 打印机进行打印成型（图 2-53）。

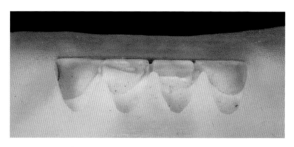

图 2-53　冠延长导板 3D 打印成型

三、数字化牙体预备导板

牙体预备是通过对牙体组织进行部分磨除，以制备粘接面及完成线等结构，为各种修复体提供容纳空间的操作。它是口腔修复治疗中的核心操作。传统的牙体预备方式要么凭借医生临床经验，通过自由手备牙；要么使用金刚砂车针在牙体上先预备定深沟，然后在定深沟引导下进行牙体预备；或者先制作硅橡胶导板，然后在硅橡胶导板的指导下进行牙体预备。这些传统的牙体预备方法都存在定量控制差，可重复性和精准性低的问题，难以真正做到以最终修复效果为导向的牙体预备，无法精确预留出各种修复体所需容纳空间，易造成牙体预备过量或不足，这将影响修复治疗的长期效果。如何获得全程可控且尽可能少的牙体预备量对于获得长期稳定有效的微创美学修复效果至关重要，这也是美学修复要解决的一大难点。

为实现牙体预备的精准引导、确保容纳修复体所需空间，可通过设计和制作数字化牙体预备导板，在临床进行牙体预备时通过导板来引导确定车针的三维空间位置把控预备深度，可减少医生临床操作时间，保证牙体预备的质量。

在进行数字化牙体预备导板设计时，依据目标修复体空间（TRS）与原牙体的空间关系（图2-54），结合数字化设计与逆向工程原理，在计算机上设计目标修复体并进行虚拟的牙体磨除和空间设计，利用三维打印技术生成牙体预备导板，并结合特定型号车针，可顺利进行精准、理想的牙体预备。

原牙体空间　　　　　目标修复体空间

目标修复体空间全部
位于原牙体空间内

原牙体空间全部位于
目标修复体空间内

目标修复体空间部分
位于原牙体空间内

图 2-54　原牙体与目标修复体的不同空间关系示意图

（一）牙体预备导板的空间转换原理

在牙体预备时，我们需要获取的最本质的目标实际就是目标修复体所需要的容纳空间。所以，我们应当以目标修复体所需的容纳空间作为依据来进行牙体预备量的精确分析。我们将目标修复体与原始模型进行空间位置绑定后，通过选取多个特征点来计算目标修复体组织面（虚拟牙体预备的表面）与牙体预备导板的外表面之间的空间距离关系，就可以获得选取的多个特征点所需的牙体预备深度（图 2-55）。

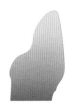 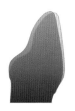 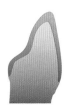

A. 原牙体空间　　B. 原牙体与目标修　　C. 按照目标修复体
　　　　　　　　　复体的空间关系　　　所需空间进行虚拟
　　　　　　　　　　　　　　　　　　　备牙

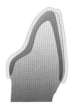 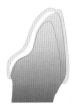 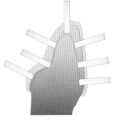

D. 备牙导板　　　E. 备牙导板　　　　F. 按照不同特征点
　 与原牙体和　　　 口内就位　　　　　 计算的牙体预备深
　 目标修复体　　　　　　　　　　　　　 度进行定深预备
　 的空间关系

图 2-55

（二）数字化牙体预备导板的设计

1. 数据准备

要设计制作数字化备牙导板的病例通常需要先完成虚拟诊断蜡型的设计，所需收集的数据包括患者口腔软硬组织扫描数据（可采用传统制取模型后扫描仓扫描和椅旁口内扫描数字化模型两种方法），患者微笑照片与戴着开口器的照片或面部扫描数据以及患者个性化咬合数据等。

2. 数字化牙体预备导板的制作流程

术前评估

↓

制作数字化诊断蜡型

↓

确定最终修复体的空间需求

↓

设计数字化牙体预备导板

↓

输出数据并 3D 打印成型

3. 软件操作流程

与数字化冠延长导板设计的流程较为相似，在设计过程中，常需借助不同软件的特定功能对患者的数据进行组合处理，才可设计出所需的数字化备牙导板数据。

（1）设计牙体预备导板流程　目前设计数字化牙体预备导板时可参考设计流程进行设计制作（图 2-56）。

（2）操作步骤

①首先按常规路径设计患者的虚拟诊断蜡型，并且可将虚拟诊断蜡型按照不同材质修复体所需的容纳空间进行虚拟牙体预备，以获得制作最终修复体的所需空间（图 2-57）。

②设计牙体预备导板时，所使用的模型数据是将虚拟蜡型数据与原始模型融合为一个整体的模型数据。按照设计咬合板的方法流程，可得到均匀厚度的牙体预备

导板雏形（图 2-58）。

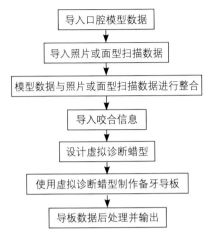

图 2-56　数字化牙体预备导板设计流程

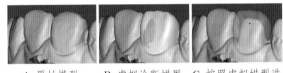

A. 原始模型　　B. 虚拟诊断蜡型　　C. 按照虚拟蜡型进行虚拟牙体预备

图 2-57　设计虚拟诊断蜡型并虚拟牙体预备

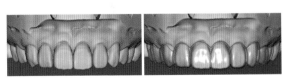

A. 虚拟蜡型与原始模型融合模型　　B. 牙体预备导板雏形

图 2-58　在融合模型上设计牙体预备导板

③通过筛选有代表的多个牙体标志点，并在牙体标志点处测量虚拟预备后的牙体外表面与牙体预备导板外表面之间的距离即为牙体预备时定深车针进入深度（图2-59）。然后，可使用开孔工具在所选标志点处进行开孔处理完成等厚牙体预备导板的设计（图2-60）。

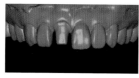

A. 虚拟牙体预备　　　　B. 虚拟预备牙体外表面与牙体预备导板外表面之间的距离

图 2-59　测量虚拟预备牙体与导板外表面之间的距离

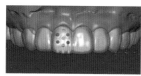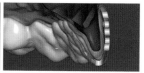

A. 标志点处开孔完成等厚牙体预备导板　　　　B. 剖面图观察各空间关系

图 2-60　在标志点处对导板开孔

④完成等厚牙体预备导板设计后，将导板数据导出为 STL 格式。通过将数据导入 3D 打印机可进行打印成型得到导板成品（图 2-61）。

⑤当设计不等厚牙体预备导板时，临床需要配套使用定制的带有止停装置的车针（图 2-62）。

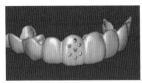 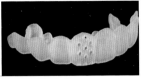

A. 完成设计的等厚牙体预备 B. 等厚牙体预备导板 3D 打印
导板 成型

图 2-61 完成导板设计并 3D 打印成型

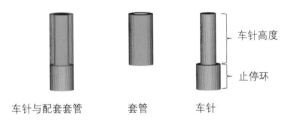

车针与配套套管　　　　　套管　　　　　车针

车针高度

止停环

图 2-62 车针与配套套管

⑥在设计不等厚牙体预备导板时，可利用种植导板设计软件放置固位钉的功能或其他第三方软件来进行定深和开孔等操作。在选定好牙体标志点位置后，将虚拟车针按照标志点位置放置于虚拟预备后的牙体外表面（图 2-63）。此时，与虚拟车针配套的套管也就对应确定了放置的空间位置（图 2-64）。

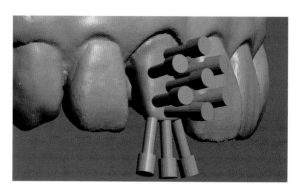

图 2-63　垂直于虚拟预备体表面放置虚拟车针

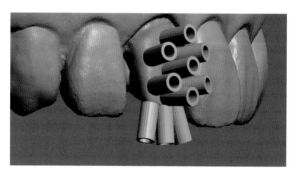

图 2-64　确定配套套管空间位置

⑦接着，将等厚牙体预备导板的锥形通过添加附着体等类似的操作模式，就可以将套管与之融为一体（图2-65）。

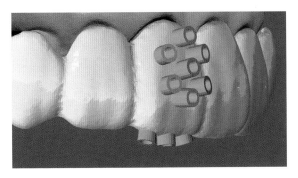

图 2-65　配套套筒与牙体预备导板锥形数据融合

⑧最后，再将虚拟车针与融合了套管的导板数据进行布尔运算，打通定深车针的进针通道即可完成不等厚备牙导板的设计（图 2-66）。

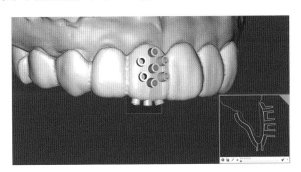

图 2-66　完成不等厚备牙导板设计

⑨将设计完成的不等厚牙体预备导板数据导出为STL 格式的数据，并导入 3D 打印机进行打印成型以得到成品（图 2-67）。

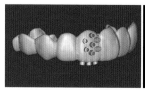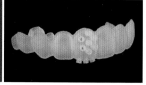

A. 完成设计的不等厚牙体预
备导板

B. 不等厚牙体预备导板 3D 打
印成型

图 2-67　完成不等厚牙体预备导板设计并 3D 打印成型

四、数字化树脂注射导板

牙体缺损是指各种牙体硬组织不同程度的质地和生理解剖外形的损坏或异常，它常表现为正常牙体形态、咬合和邻接关系的破坏。牙体缺损常对咀嚼、发育、面容、牙髓、牙周组织甚至全身健康产生不良影响。目前，采用树脂充填的方法是治疗牙体缺损最基本的方法。

（一）数字化树脂注射导板的背景

传统的树脂填充治疗方式在门诊即可完成，但传统的治疗方式对临床医生的技术要求较高，临床操作时间较长。随着科学技术的发展，流体树脂材料在颜色和机械性能上都有了很大提高并越来越多地应用到牙体缺损的修复治疗中。

通过结合数字化工艺流程将含有美学与功能信息的虚拟诊断蜡型数据，凭借 3D 打印技术制作的数字化树脂注射导板，使用流体树脂材料来修复牙体缺损，可让虚拟诊断蜡型转为现实的修复体，极大降低了临床技术敏感性，提升了临床效率和质量。

（二）数字化树脂注射导板的设计

1. 数据准备

数字化树脂注射导板需在完成的虚拟诊断蜡型基础上进行设计，所需收集的数据包括患者口腔软硬组织扫描数据（可采用传统制取模型后扫描仓扫描和椅旁口内扫描数字化模型两种方法），患者微笑照片与戴着开口器的照片或面部扫描数据以及患者个性化咬合数据等。

2. 数字化树脂注射导板的制作流程

术前评估

↓

制作数字化诊断蜡型

↓

设计数字化树脂注射导板

↓

输出数据并 3D 打印成型

3. 软件操作流程

数字化树脂注射导板的设计目前暂无专门的设计软件可以使用，在设计过程中，需借助不同软件的特定功能对患者数据进行组合处理，才可获得所需的数字化树脂注射导板的设计数据。

（1）设计数字化树脂注射导板流程　目前设计数

字化牙体预备导板时可参考设计流程进行设计制作（图2-68）。

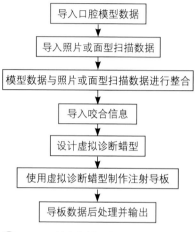

导入口腔模型数据

导入照片或面型扫描数据

模型数据与照片或面型扫描数据进行整合

导入咬合信息

设计虚拟诊断蜡型

使用虚拟诊断蜡型制作注射导板

导板数据后处理并输出

图 2-68 数字化树脂注射导板设计流程

（2）操作步骤

①首先，按常规路径设计虚拟诊断蜡型，并将虚拟诊断蜡型制作生成模型数据用来设计注射导板（图2-69）。

②在设计时，因注射导板需进入牙体颈部倒凹区才能让最终修复效果最大程度地还原虚拟蜡型的形态，故在虚拟诊断蜡型的注射修复区域不得将倒凹填除（图2-70）。

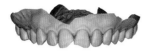

A. 原始模型

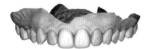

B. 设计虚拟蜡型

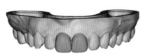

C. 虚拟蜡型模型

图 2-69　按常规路径设计制作虚拟蜡型模型

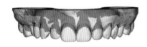

A. 红色区域为模型倒凹区

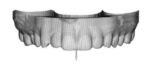

B. 完全填除模型倒凹

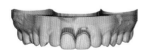

C. 暴露修复区域倒凹

图 2-70　暴露注射修复区域倒凹

③在设置注射导板厚度参数时，可将导板厚度控制在 1mm（图 2-71）左右以便导板在模型上就位时，能够利用材料的弹性让导板能顺利进入牙体倒凹区。

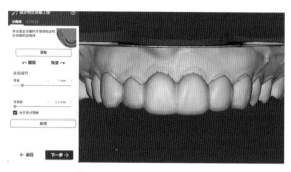

图 2-71　设置导板范围与厚度

④在通过设计咬合板的方式获得均匀厚度的注射导板的基底后，在修复区域可按需求设置相应的树脂注射通道，其注射通道的开孔大小需与注射修复时使用的树脂注射头的直径相匹配（图 2-72）。

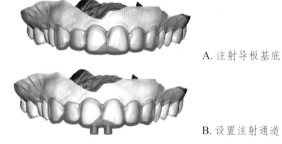

A. 注射导板基底

B. 设置注射通道

图 2-72　设计注射导板

⑤为保障树脂注射导板在口内能顺利就位以及当注射的树脂固化后导板可顺利从口内取下，还需将导板分割为颊、舌侧两部分，并可通过在颊、舌侧导板上分别设置阴阳卡扣结构(图 2-73)以引导注射导板就位的精准性。

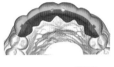

A. 注射导板分割后
殆面观

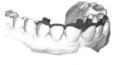

B. 注射导板舌侧

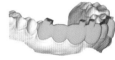

C. 注射导板颊侧

图 2-73 为导板设置阴阳卡扣结构

⑥完成设计后，将数字化树脂注射导板数据输出为STL格式文件，可发送到3D打印机进行打印成型(图2-74)。

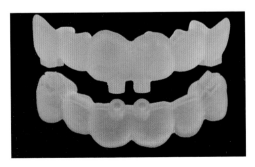

图 2-74 数字化树脂注射导板打印成型

五、数字化根管预备导板

根管治疗术是治疗牙髓病和根尖周病最有效的方法。根管治疗术通常包括三个基本步骤：根管预备、根管消毒、根管充填。在根管治疗时，首先需要建立到达根管口的通路，以利于治疗器械进入根管中进行清理。在根管治疗过程中为了找到根管口，通常需要磨除咬合面的部分牙体组织以暴露出髓腔及根管口。如果在临床操作时去除过多牙体组织，将削弱牙体的抗力结构，最终会导致根管治疗后牙体折裂的风险增加。

（一）数字化根管预备导板的背景

随着我国社会逐步步入老龄化，有进行根管治疗需求的老年患者与日俱增。由于牙髓的增龄性变化会导致根管出现不同程度的钙化，并且当牙髓受到创伤、龋坏、磨耗和酸蚀等外界刺激时，也可能出现部分或完全的根管闭锁。因此，如何精准定位根管位置获取髓腔治疗通路，最大程度保留健康的牙体组织，对于根管微创治疗而言是临床操作的重点和难点。

近年来，利用锥形束CT扫描获取牙体根管数据信息，通过数字化手段设计并3D打印制作出的数字化根管预备导板已开始应用于牙体牙髓病的治疗中。数字化根管预备导板可协助医生快速、准确地定位根管口位置，建立治疗通道，避免过多磨除牙体组织，从而最大程度上提高根管治疗后患牙的长期存留率。

（二）数字化根管预备导板的设计

1. 数据准备

制作数字化根管预备导板需收集的数据通常只需要患者的 CBCT 扫描数据（Dicom 格式）以及患者口腔软硬组织扫描数据（可采用传统制取模型后扫描仓扫描和椅旁口内扫描数字化模型两种方法）。

2. 数字化根管预备导板的制作流程

术前评估

↓

确定根管通道

↓

设计数字化根管预备导板

↓

输出数据并 3D 打印成型

3. 软件操作流程

目前通常可以利用种植导板设计软件中固位钉的设置方法来进行数字化树脂注射导板的设计，也可以借助多种软件对患者数据进行组合处理，完成个性化的根管治疗导板的设计。

（1）设计数字化根管预备导板流程　目前设计数字化根管预备导板时可参考设计流程进行设计制作（图2-75）。

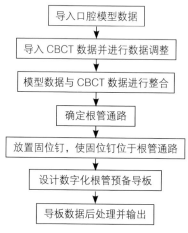

导入口腔模型数据

↓

导入 CBCT 数据并进行数据调整

↓

模型数据与 CBCT 数据进行整合

↓

确定根管通路

↓

放置固位钉，使固位钉位于根管通路

↓

设计数字化根管预备导板

↓

导板数据后处理并输出

图 2-75　数字化根管预备导板设计流程

（2）操作步骤

①在进行数字化根管预备导板设计时，首先需导入患者的口腔软硬组织扫描数据（图 2-76），接着将患者的 CBCT 扫描数据导入软件后，通过调整 CBCT 数据的阈值来获得清晰的骨骼以及牙体形态并进行三维重建（图 2-77）。

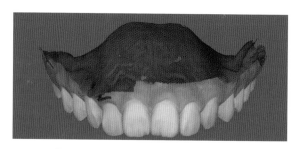

图 2-76　导入患者口腔软硬组织扫描数据

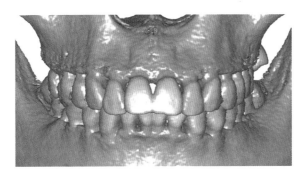

图 2-77　对 CBCT 影像数据进行三维重建

②在设计软件中，将口腔软硬组织的扫描数据与 CBCT 三维重建后的数据进行空间匹配（图 2-78）。在完成空间匹配后，软件将匹配的结果通过显示不同颜色以表达数据的匹配精度，同时在辅助视图窗口会显示二维横截面以展示空间匹配结果。

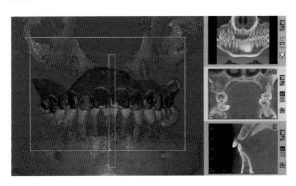

图 2-78　将口腔软硬组织扫描数据与 CBCT 三维重建后的数据进行空间匹配

③接着，可使用放置固位钉的方式进行数字化根管预备导板治疗通道的设置，在CBCT二维横截面视图的辅助下，通过调整固位钉的三维空间位置与根管治疗通道进行重合（图2-79），其本质就是将预备固位钉的通道用于作为根管的治疗通道。

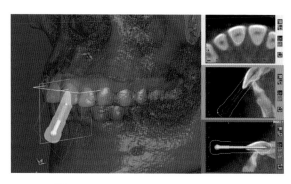

图2-79 设计根管预备导板的治疗通道

④由于部分种植设计软件必须完成种植体的虚拟放置后才可进入导板的设计流程，故可以在远离根管预备区域先进行虚假占位植体的放置（图2-80）以进入导板设计环节，虚假占位植体的空间位置可在远离根管治疗区域随意放置。

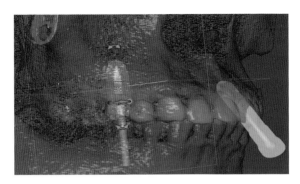

图 2-80　远离根管治疗区放置植体

　　⑤当进入导板设计流程时，按照常规设计流程设置固位钉底座参数后（图 2-81）就可以进行口腔软硬组织倒凹的填除（图 2-82）并确定导板的延伸范围（图 2-83）。

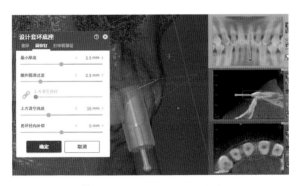

图 2-81　设置固位钉底座参数

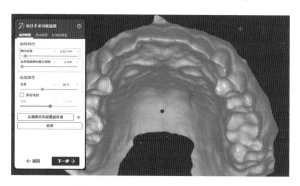

图 2-82　填除口腔软硬组织倒凹

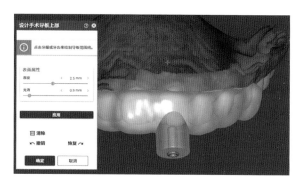

图 2-83　确定导板延伸范围

⑥在固位钉两侧的导板上通常需设置就位观察窗（图 2-84），以便医生在临床检查导板的密合度。

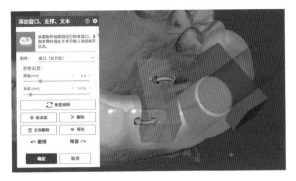

图 2-84 设置就位观察窗

　　⑦完成设计方案后，将设计的数字化根管预备导板数据输出为 STL 格式文件（图 2-85），以便可使用 3D 打印机进行打印成型（图 2-86）。

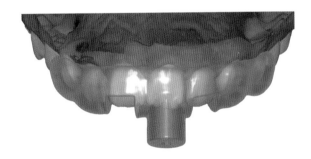

图 2-85 生成导板数据

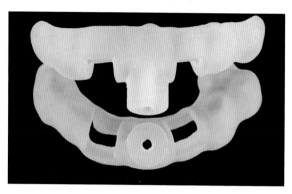

图 2-86 数字化根管预备导板打印成型

第三章
数字化口腔手术导板的制造

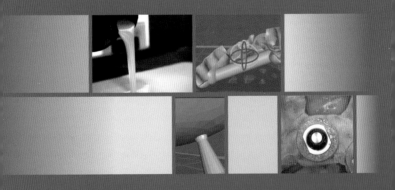

一、树脂材料

3D 打印技术又称增材制造技术，所使用的材料主要包括蜡型材料、树脂材料、金属材料和陶瓷材料。树脂材料是 3D 打印领域较为成熟的打印材料，目前用于牙科领域的 3D 打印树脂的成型技术主要为光固化立体成形（SLA）、基于数字光处理（DLP）的 3D 打印技术以及聚合物喷射技术三种，所使用的 3D 打印树脂主要为光敏树脂（图 3-1）。光敏树脂一般是液体状态，由活性单体、低聚物、光引发剂这三种主要成分及少量其他助剂组成。常用的树脂材料包括环氧丙烯酸酯、不饱和聚酯、聚酯丙烯酸酯及聚氨酯丙烯酸酯等。环氧丙烯酸酯具有硬度高、耐化学药品腐蚀性强、粘接强度大等优点，很早就用于 SLA 技术中。光敏树脂中的低聚物和稀释剂主要为丙烯酸酯类，但由于其成型后具有变形严重、光固化时收缩率大、耐温性与机械性能差等缺点，已被环氧化合物和丙烯酸酯混合物，阳离子和自由基光引发剂双重引发构成的体系所取代。

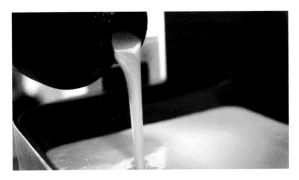

图 3-1　3D 打印光敏树脂

　　光敏树脂根据引发剂引发原理又可分为阳离子光固化树脂、自由基光固化树脂和混杂型光固化树脂。自由基光固化树脂通过光激发产生自由基，引发活性单体与预聚物聚合，其具有打印产品翘曲变形严重、精度低、需二次固化、固化时收缩率大和固化反应速率较低等缺点。阳离子光固化树脂在阳离子光引发剂的作用下发生开环聚合反应，其引发剂激发产生强质子酸起到催化作用使聚合反应加速，树脂发生固化，但其具有黏度高、固化反应速率低的缺点。混杂型光固化树脂为丙烯酸脂－环氧树脂混杂体系，由自由基引发剂和阳离子引发剂共同发挥作用，又被称为自由基－阳离子混杂光固化树脂体系，集合了两种光固化树脂体系的优点。丙烯酸脂和环氧树脂两种材料的特性使得自由基－阳离子光固化体系在光引发、体积变化及性能调节方面互补，具有收缩率小、成本低、固化好等特性。

　　使用光敏树脂时应注意，光敏树脂材料有一定的毒性，并且如果长期不使用容易产生硬化，因此需要在不使用时对其进行封闭保存。再者光敏材料价格较贵，使用时需要将其倒进专门的容器内，在倒入过程中容易导致浪费现象。

二、金属材料

（一）金属粉末的成型方法

球形金属粉末材料是金属 3D 打印技术的原材料。金属粉末的制造方法有机械粉碎、雾化法、旋转电极法、还原法和电解法等，制备选择性激光熔化（SLM）3D 打印技术使用的金属粉末一般采用雾化法和旋转电极法。雾化法是将熔融金属雾化成细小液滴，在冷却介质中凝固成粉末。一般采用水雾化法粉末形状为条形，气雾化法粉末形状接近球形，水雾化粉末表面粗糙度值高于气雾化法，气雾化法制备的粉末球形度远高于水雾化法。旋转电极法是将金属或合金连接为电极，电弧加热电极端面使其熔融为液体，同时高速旋转电极，通过离心力将熔融金属或合金液体抛出并粉碎为细小液滴，最后冷凝成粉末。与雾化法相比，旋转电极法制备的粉末非常接近球形，空隙率更低，表面更光洁。

（二）金属粉末特性对金属成形件的影响

金属粉末材料的特性对金属成形件质量的影响较大，粉末颗粒形状、粒径分布、粉末堆积特性、粉末流动性、粉末的氧含量及粉末对激光的吸收率等均会影响成形件的性能。

（1）粉末颗粒形状对铺粉效果、烧结速率和成形件的形状精度有影响。规则的球形粉末比不规则粉末具有更好的流动性，铺粉效果更好。不规则粉末颗粒间的接触点处的有效半径要比规则的球形颗粒的半径小，在相同平均粒径下，不规则粉末颗粒的烧结速率更快，但是不规则粉末颗粒制件的成形精度不如规则的球形颗粒制件。

（2）粒径是用来表示粉末颗粒尺寸大小的几何参数。粉末的粒径会影响成形件的表面光洁度、精度、烧结速率及粉床密度等。粒度值通常用颗粒平均粒径表示。选区激光烧结（SLS）3D打印技术使用的粉末平均粒径一般在 10~100μm 之间，当粒径大于 100μm 时，成形件表面粗糙，且会存在明显的阶梯效应；当粒径小于 10μm 时，粉末颗粒间的摩擦力、黏附力以及其他表面作用力变大，材料的比表面积也显著增大，这将造成铺粉困难。选区激光熔融（SLM）3D打印技术使用的粉末平均粒径一般在 20~50μm 之间。粒径的大小也会影响烧结速率，较小的粒径有利于烧结，制件强度也会较高。

（3）粉末堆积特性：除平均粒径外，对于颗粒群，粒度分布也是关键指标。粉末装入容器时，不同的装法会使颗粒间的空隙率不同。空隙率的大小与粒径及粒径分布、颗粒形状、颗粒直径与床层直径的比值、床层的填充方式、表面粗糙度等因素有关。粉末粒径分布会影响固体颗粒的堆积，从而影响到粉床密度。一般而言，粉末铺粉密度越高，成形件的致密度、强度及尺寸精度也会越高。最佳的堆积相对密度是和特定的粒径分布相关的，可用多种级别的粉末，使颗粒群的空隙率减小。例如对于 SLM 技术来说，通过气雾化制备的 Ti6Al4V 粉末的振实密度约为 62%，通过旋转电极法制备的 Ti6Al4V 粉末能保持约 65% 理论密度的稳定振实密度。将两种粉末进行级配实验，将达到高于 65% 的振实密度。

（4）粉末流动性：粉末的流动性影响铺粉的均匀性。粉末流动时的阻力是颗粒间相互直接或间接接触，由于摩擦作用，颗粒间暂时黏着或聚合在一起而妨碍其他颗粒自由运动。粉末流动时的阻力与粉末种类、形状、粒度、粒度分布、所吸收的水分、松装密度、气体及颗粒的流动方法等有关。铺粉不均会引起扫描区域内各部位的金属熔化不均，使成形制件内部组织结构不均，出现部分区域存在较多空隙，另外区域结构致密等情况。

（5）粉末氧含量：如果有氧的存在，金属粉末在激光作用下短时间内吸收高密度的激光能量，制件易被氧化。粉末表面的氧化物或氧化膜会降低制件成形过程中液态金属与基板或已凝固部分的润湿性，导致分层和出现裂纹的现象。在高温作用下粉末中的氧化物会使液态金属氧化，液相金属的表面张力增大，影响制件的内部组织，降低成形制件的致密度。通常，金属粉末氧含量要求在 1000ppm 以下。

（6）粉末对激光的吸收率：粉末对激光的吸收率

直接影响粉末熔化与凝固过程。激光波长越短，金属对其吸收率越高。对于目前配有波长为1060nm激光器的SLM而言，其中Ag、Cu和Al等对激光的吸收率非常低，因此，SLM成形上述金属时存在一定的困难。

（三）常用3D打印金属材料

口腔医学领域用3D打印金属粉末材料（图3-2）主要为钴铬合金和钛合金。目前我国3D打印技术所应用的牙科金属粉末没有统一的参数标准，根据厂家不同而各有特点。

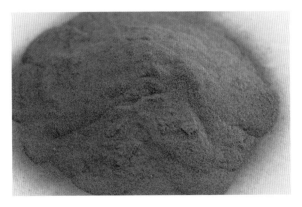

图3-2　口腔医学领域用3D打印金属粉末

钴铬合金是最常用的口腔修复材料，具有较强的金属稳定性和较高的耐磨性、耐腐蚀性。3D打印钴铬合金主要用于金属支架、固定义齿内冠、种植体桥架等的制作。钴铬合金使用3D打印技术成型工艺所得到的成形件与传统工艺相比具有更好的机械性能，强度和弹性性能得到提升，粗糙度降低。

　　纯钛的密度为 4.5g/cm，约为金合金的 25%。钛及钛合金的化学性能稳定，具有优良的生物相容性、耐腐蚀性及生物力学性能。牙科用钛及钛合金按材料显微组织类型可分为 α 型钛合金（如纯钛系列）、α＋β 型钛合金（如 Ti6A14V 等）和 β 型钛合金（如 Ti-12Mo-6Zr-2Fe，TMZF 等）。α 型钛合金强度较低、耐磨性较差，在口腔领域主要用于制作义齿和颅颌钉板。α＋β 型钛合金的典型代表为 Ti-6A14V，具有优良的加工性能和较高的强度，用于制作种植体及其中心螺钉、正畸支抗钉和颅颌钉板等。β 型钛合金具有低弹性模量、超级耐蚀性、良好的可成形性和较高的强度，用于制作种植体、颌骨修复钉板料、正畸弓丝等。

第二节　三维打印加工技术

　　三维打印加工技术涉及很多学科，如数据处理技术、计算机软件技术、材料技术、激光技术等。根据打印原理不同，可将三维打印技术分为光固化立体成型技术、材料挤出三维打印技术、喷射式三维打印技术、粉末床熔融技术、定向能量沉积技术、叠层实体制造技术和复合成形技术等。根据所用材料不同，又可分为蜡型三维打印技术、树脂三维打印技术、金属三维打印技术和陶瓷三维打印技术等。数字化手术导板主要使用树脂和金属材料，所涉及的三维打印技术为树脂和金属的三维打印技术。

一、树脂三维打印技术

树脂材料三维打印技术主要包括"液态树脂光固化成形"类，如光固化立体成形（SLA）技术，基于数字光处理（DLP）的三维打印技术；材料挤出三维打印技术，如基于塑料丝打印的 3D 打印机熔融沉积成形（FDM）；数字微滴喷射式 3D 打印技术，如聚合物喷射技术。牙科数字化导板制作主要涉及光固化立体成型技术、基于数字光处理的 3D 打印成形技术和聚合物喷射成型技术。

（一）光固化立体成型技术

1986 年美国 Charles Hull 先生发明了世界上第一台商用 3D 打印机，所用技术即为光固化立体成型技术，简称 SLA 技术。同时 Charles Hull 先生创建了 3D Systems 公司，在世界范围内推广该三维打印技术。SLA 技术（图 3–3）是通过按设计的扫描路径照射到液态光敏树脂表面，将液态光敏树脂一层一层固化成相应形状，固化后树脂经过层层堆积得到一个三维实体模型。

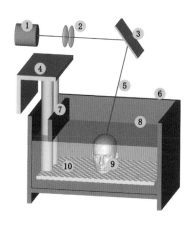

1. UV 激光器
2. 透镜
3. 扫描反射镜
4. Z 轴升降装置
5. 激光光线
6. 树脂槽
7. 刮刀
8. 树脂
9. 3D 打印部分
10. 打印平台

图 3-3　SLA 技术光固化 3D 打印机工作原理示意图

将液态光敏树脂倒入打印机的特定容器中，其在特定的光照环境中可快速固化成形。打印成形时，工作台处于光敏树脂液面下方，与液体表面的距离为一个截面层厚的高度。模型数据经过处理后，从三维信息转变为二维截面轮廓。特定的光束在计算机的控制下，按照处理后的截面轮廓，沿特定路径对光敏树脂液面进行扫描，使被扫描的区域树脂发生固化。然后，可升降的工作台下降一层截面层厚的高度，再次进行类似的扫描固化过程。这样通过层层固化堆积最终形成一个三维实体。

1. SLA 技术光固化 3D 打印机的模块

（1）固化模块包括光源和树脂。光源来自激光，用激光振镜控制系统来控制紫外光（波长为 355nm 或 405nm）产生光斑，聚焦的激光束扫描液态光敏树脂进行选择性固化成形。SLA 的光源为点光源，其成形过程也是由点到线、由线到面逐渐成形。

（2）分离模块主要为 Z 轴提拉装置。

（3）控制模块包括电路、硬件和软件。

2. SLA 技术的优点

（1）该技术为最早的三维打印技术，成熟度最高，系统工作稳定。

（2）打印精度可以到微米级别，基本能满足口腔领域用数字化导板的制作要求。

（3）成形件表面质量较好，可以打印出细微结构。

（4）机器价格相对较低，容易普及。

3. SLA 技术的缺点

（1）光敏树脂对环境有污染，会使人体皮肤过敏，且对工作环境要求较高。

（2）光敏树脂固化后较脆，易折断，可加工性较差，成形件易变形。

（3）打印过程需要设置支撑结构，工件成形后需要人工去除支撑结构，易破坏成型件表面。

（4）成形件需要进行后期二次固化处理。

（二）基于数字光处理的 3D 打印成形（DLP）技术

DLP 技术最早由德州仪器开发，也属于"液态树脂光固化成形"这一大类。DLP 技术光固化 3D 打印机的工作原理（图 3-4）与 SLA 技术 3D 光固化打印机的工作原理类似，但光源不使用激光，而是使用高分辨率的 DLP 投影系统。DLP 投影技术中使用的数字微镜器件（DMD）芯片是该类型 3D 打印的核心。选择性地将波长为 405nm 的紫外光面光源投射到光敏树脂上使之固化。由于 DLP 技术可以同时光照一整个面，所以无论工件大小都不会改变其成形速度。与 SLA 打印过程相比，DLP 打印技术节省了打印时间。DLP 技术也包括快速成形的连续液面生产技术（CLIP）。

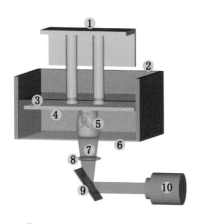

1. Z 轴升降装置
2. 树脂槽
3. 树脂
4. 打印平台
5. 3D 打印部分
6. 离型膜
7. 紫外光
8. 棱镜
9. DMD 芯片
10. 投影机

图 3-4　DLP 技术光固化 3D 打印机工作原理示意图

　　与 SLA 光固化 3D 打印机类似，DLP 光固化 3D 打印机也包含固化模块、分离模块和控制模块。DLP 光固化打印机的投影方式分为上投影和下投影两种，上投影的光源从上面直接照射在光固化液体树脂表面，固化完成后平台直接下降一层，流动的树脂又会覆盖在成形件上。上投影方式不需要成形件和料槽分离，对树脂流动性要求较高，一般需要加装一个刮板，用来刮平流动树脂；下投影的光源自下而上通过透明料槽照在光固化树脂上，每完成一层固化后平台上升一层时需要使成形件和料槽分离，故需要在料槽底部加装使成形平台更容易脱离料槽的离型膜装置。

1. DLP 技术的优点

（1）单层固化速度快。不需要像 SLA 技术那样进行激光线型扫描，而是每层整体进行固化，单层打印时间与每层图像复杂程度无关。

（2）打印精度较高。DMD 芯片微镜尺寸较小，经过投影成像系统后，集成度高，单个镜片光斑尺寸可控制在 100μm 以下。

（3）系统结构简单，稳定性好，易于实现。DLP 投影系统与普通显示系统的投影在结构上是基本一致的，区别在于 3D 打印的 DLP 投影系统光源多为紫外光，而普通显示系统多为白光 LED 或三色 LED。

2. DLP 技术的缺点

（1）投影影像是数字屏幕，每层的图像由正方形像素组成。精密打印只能通过限制打印区域，只使用整个打印区域的一小部分来实现像素的缩小从而提高打印的精度，当打印满版模型时分辨率相对较低。

（2）DLP 技术打印的原材料为光敏树脂，材料种类较少而且性能与现有工程塑料相比还有一定的差距，在应用方面受限，而且光敏树脂类材料中只有一部分能用于 3D 打印，目前口腔领域用的 3D 打印材料的价格较为昂贵。

（3）DLP 型 3D 打印设备中的紫外光如果外溢会造成人体伤害。

（三）聚合物喷射成型技术（PolyJet 技术）

聚合物喷射成型技术（图 3-5）与喷墨打印类似，但并非在纸张上喷射墨滴，而是将液体光聚合物层喷射到打印平台上然后用紫外线将其立即固化。薄层通过累积成形，直到形成精确的 3D 模型。聚合物喷射成型技术打印的模型可直接进行处理和使用，无需后续固化。支撑材料与所选的模型材料一起喷射，可用来支撑带有悬垂和复杂的几何图形的模型，打印成型后可用手或用水轻松将其除去。PolyJet 3D 打印技术可使用多种材料，可用于牙科、医疗和消费产品行业的 3D 打印。

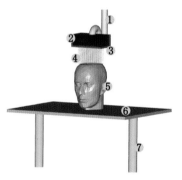

1. 树脂管道
2. 喷头阵列
3. 紫外灯
4. 树脂微滴
5. 3D 打印部分
6. 打印平台
7. Z 轴升降装置

图 3-5 聚合物喷射成型技术 3D 打印机工作原理示意图

1. 聚合物喷射技术的优点

（1）分辨率高，这取决于喷射微滴的尺寸，包括喷射材料的属性、喷嘴的直径、喷射量的控制等都会影响喷射微滴的尺寸。分辨率可高达 1000dpi 以上（dpi 为每 25.4mm 长度内喷射的液滴数目）。

（2）喷射频率高，按每秒喷射的次数计算，通常为几十至上千赫兹，可实现快速喷射打印。

（3）喷射液滴直径可控制在几十微米的数量级，且具有高度均一性，打印系统的打印厚度可控制在16μm左右。

（4）可以实现多种材料同时打印，一次性可打印多种颜色材料。

（5）支撑材料和导板复合树脂材料分开，可节约打印成本。

（6）支撑结构的目的是起到占位作用，不是通过物理原理连接到模型上，可用高压水或加热的方式将其去掉，不会破坏成形件表面。

2. 聚合物喷射技术的缺点

（1）通常机器需要开机预热，将喷嘴中的液体熔化后才能进行打印，耗时较长。

（2）使用PolyJet技术的3D打印机的打印平台通常较大，如果需要进行材料的更换，因其设备内部的材料输送管道要做彻底地清洁，会产生较多材料损耗。

二、金属三维打印技术

随着科技发展及市场需求，利用快速成型直接制造金属零件成为了快速成型主要的发展方向。金属材料3D打印技术主要包括选择性激光熔化（SLM）技术、直接金属粉末激光烧结（DMLS）技术、激光近净成形（LENS）技术和电子束选区熔化（EBSM）技术等，也有部分金属如对激光反射率高的贵金属如金、银、铜等采用选择性激光烧结（SLS）技术和材料挤出技术等进行成形。目前用于牙科领域的金属3D打印技术主要涉及选择性激光烧结(SLS)技术和选择性激光熔化(SLM)技术。

（一）选择性激光烧结技术（SLS）

1986年美国得克萨斯州立大学奥斯汀分校Carl Deckard和Joe Beaman发明了选择性激光烧结技术。目前SLS技术已发展成选择性激光熔化技术（SLM）和直接激光金属烧结技术（DLMS）。

选择性激光烧结技术，采用液相烧结机制，粉体材料在激光与粉体交互作用下发生部分熔化，粉体颗粒核心部仍为固相，根据输入的分层数据激光选择性地扫描分层图像轮廓，并通过固相粉体颗粒重排、液相凝固粘接形成三维模型。SLS技术是通过低熔点金属或黏结剂的熔化把高熔点的金属粉末或非金属粉末黏结在一起的液相烧结方式。

SLS技术3D打印机（图3-6）通常含有两个装金属粉末的容器，一个为粉末缸，另一个为成型缸。成形过程中粉末缸活塞（送粉活塞）上升，粉末材料或材料及黏结剂的混合物通过铺粉棍均匀地铺在成型缸活塞（工作活塞）上，激光束根据模型处理后的每层二维轮廓图像进行扫描，有选择地烧结粉末材料。一层固化完成后，工作活塞下降一个层厚，铺粉再次激光束扫描，保证新的一层与已经烧结成形的上一层零件截面牢固烧结在一起，层层叠加，完成三维模型打印。

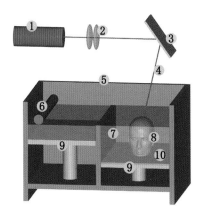

1. 激光器
2. 透镜
3. 扫描透镜
4. 激光束
5. 打印仓
6. 铺粉棍
7. 金属粉末
8. 3D 打印部分
9. Z 轴升降装置
10. 打印平台

图 3-6　SLS 技术 3D 打印机工作原理

1. SLS 技术的优点

（1）可用于多种材料成形，所有激光烧结后可实现颗粒黏结的材料都可作为其原材料。

（2）无需支撑结构，激光扫描过后未扫描区域的粉末并未消失，可对悬空层起支撑作用。

（3）材料利用率高，成形缸内未利用的粉末还可进行二次使用，降低成本。

2. SLS 技术的缺点

（1）因粉末颗粒未完全熔融，成型件的致密度、力学性能较差。

（2）难以获得较高尺寸精度的零件。

（二）选择性激光熔化技术（SLM）

SLM 技术（图 3-7）是在 SLS 技术的基础上发展起来的，基本原理类似，但是粉末的结合方式不同。SLM技术利用高功率密度激光器使金属粉末完全熔化直接成形。光束模式优良的光纤激光器光斑聚焦到几十微米，激光功率范围从 50W 到 400W，功率密度可达 5×10^6W/cm^2 以上。

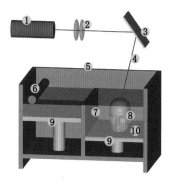

1. 高功率密度激光器
2. 透镜
3. 扫描透镜
4. 激光束
5. 打印仓
6. 铺粉棍
7. 金属粉末
8. 3D 打印部分
9. Z 轴升降装置
10. 打印平台

图 3-7　SLM 技术 3D 打印机工作原理

使用 SLM 技术进行打印时，先通过专用切片软件对三维模型进行切片分层，将模型三维数据离散成二维截面图形，并得到各层面的激光扫描路径信息。成形过程时，水平铺粉棍先把金属粉末均匀地平铺到激光加工区；随后通过计算机控制激光束选择性地扫描需要熔化的区域，使金属粉末发生熔化，直接形成该层的二维轮廓实体；然后成形区的升降器下降一个层厚，循环上述过程，逐层堆积成三维模型。

选择性激光熔化技术的优点如下所述。

（1）直接成形金属件，后处理工序仅需进行热处理以去除残余应力，制造周期短，效率较高。

（2）激光聚焦后可获得细微光斑，容易获得高功率密度，可以直接制造出较高尺寸精度和良好表面粗糙度的成形件。

（3）金属粉末完全熔化，成形件具有冶金结合组织，组织致密、高尺寸精度和力学性能良好，相对密度能达到近乎 100%。

（4）可直接成形各种复杂几何形状的模型，特别适合于单件或小批量的成形件制造。

选择性激光熔化技术在整个加工过程需保持真空或在通有保护气体的加工环境中进行，以避免金属在高温下与其他气体发生反应，具有一定的危险性。

第三节　导板打印及临床应用注意事项

一、影响手术导板打印精度的因素

（一）树脂打印技术所涉及的因素

设计好的导板文件数据一般为 STL 文件。该种类型文件存在对几何模型描述的误差大，拓扑信息丢失较多，文件尺寸大，数据冗余大，容易出现错误和缺陷等问题，必要时需采用专用软件对 STL 文件进行检查并修正错误（图 3-8）。

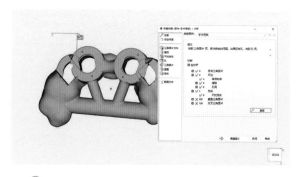

图 3-8　对数字化手术导板数据进行检查并修正错误

在进行 3D 打印前，需用打印切片软件对打印文件进行切片，将数据处理成层片文件，从而将三维立体数据转变为二维平面数据传输给 3D 打印机。

打印时，对导板数据的分层厚度（图 3-9）和切片分层方向是影响导板打印精度的两个主要因素。分层厚度小，加工精度高，但加工效率会降低。分层厚度大，加工精度将下降，并会产生明显的台阶效应。通过一些分层方法比如适应性分层，能有效减小台阶效应带来的误差，可在保证成形精度的前提下极大地减小成形时间。分层切片的方向取决于成形件在打印平台上的放置方向（图 3-10），放置方向将会影响成形件所需的支撑以及成形精度和成形效率。通常需根据成形件的用途来确定切片方向，如果是用于外观评价则主要考虑如何保证制件的表面精度来设置成形件的放置方向。如果是用于装配和测试则放置方向的重点需保证特定结构的加工精度。根据实际成形加工经验，成形面不同放置方向的精度一般为：上表面优于下表面，水平面优于垂直面，垂直面优于斜面。

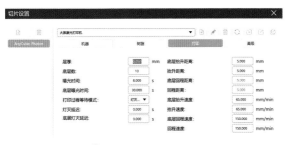

图 3-9 设置切片层厚

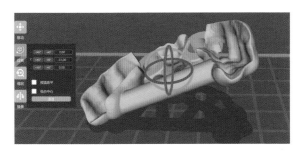

图 3-10 调整手术导板在打印平台上的放置方向

对成形精度有重要影响的工艺参数还包括喷嘴和打印平台的温度、填充模式和密度、喷射速度、环境温度、空走速度、支撑技术等因素。对于成形材料，其熔融温度、黏度、收缩率和黏结性等都会对制品的精度产生重要影响。对于喷射式 3D 打印技术，喷头系统是 PolyJet

的重要组成部分，喷头系统影响整个打印过程并决定着制件最后的精度。另外，喷嘴直径决定了材料的尺寸和形状。喷嘴直径较大者可以使得材料流动更快，但是会降低成形件的精度。对于 SLA 和 DLP 技术，光源的能量密度对成形件力学性能、成形精度等也会产生影响。

（二）金属打印技术所涉及的因素

激光能量密度分为线能量密度和体能量密度。线能量密度单位为 J/mm，指激光功率与扫描速度之比；体能量密度单位为 J/mm^3，指激光功率与扫描速度、扫描间距和铺粉层厚之比。激光能量密度对成形件的强度和精度的影响较大。激光烧结区域有足够的能量使粉末颗粒熔化黏结充分，成形件的强度才会足够。但是如果激光烧结区的能量密度过大，热传导会导致形成的热影响区较大，造成成形件尺寸误差，精度下降。

（1）激光功率：激光功率决定激光能量输出，激光的能量主要由选择区粉末吸收，部分通过热传导给选择区以外的粉末，还有通过辐射、对流、反射到空气的。

（2）光斑直径：光斑直径对成形件精度的影响在某种程度上掩盖了粉末粒径的影响。当用激光束烧结粉末时，在粉末表面时形成一定大小的光斑。光斑中心的扫描轨迹和成形件的轮廓线之间有一定的偏差，即成形件外轮廓有尺寸增大现象。光斑还会造成成形件尖角变圆，使成形件形状精度受到影响。光斑直径对成形效率也有影响。扫描速度相同时，光斑直径增大能量密度分布的均匀性会提高，扫描间距加大，效率提高；光斑直径小，层间连接强度会提高，成形件的机械性能提高。因此采用变光斑直径技术，即内部大光斑扫描、边界小光斑扫描，可降低变形率，提高扫描速度，得到较高强度的成形件。

（3）扫描间距：两条激光扫描线之间的距离即为扫描间距。相邻两条熔覆道重合的区域宽度占单条熔覆道宽度的比率为搭接率，扫描间距一般略小于光斑直径，可使两条熔覆道有一定的搭接率，即可使扫描线区域的粉末黏结在一起，使选择区域单层具有整体性，又可以使扫描区形成的温度场对周围区域影响不会太大，从而保证成形件的尺寸精度。

（4）扫描路径：激光光束移动方式即为扫描路径。常见的扫描路径有逐行扫描、带状扫描、分区扫描、分块扫描、螺旋扫描等。由于热量传递与累积、粉末熔化会导致成形件边缘变高，对边缘进行扫描熔化可减小边缘高度增加的影响。同时对每层已熔化的区域重复扫描可提高成形件层与层之间的结合，增加光洁度。

（5）单层层厚：单层层厚指铺粉厚度，即工作缸下降一层的高度。层厚过大将导致层与层之间不能被激光充分烧结，黏结不牢靠，成形件可能分层或导致强度减小。层厚过小又会导致已烧结的粉末重复被烧结。单层层厚越小，成形件的密度越大。对有曲面的零件，单层层厚和曲面的斜率会影响激光烧结时成形件的表面精度。单层层厚增大，阶梯效应明显增加，在成形曲面时，应适当减小层厚，且慎重选择成形方向，使得到的成形件精度更高。

（6）扫描速度：扫描速度指激光沿扫描路径运动的速度，单位为 mm/s。扫描速度减小时，扫描点附近区域粉末吸收的能量密度增加，熔化区域的深度和宽度增加，成形件强度增加。扫描速度要和单层层厚及扫描间距两个参数相协调。扫描速度的降低，熔化区域的宽度和熔化深度增加，单层层厚和扫描间距都可以增大，但是会降低成形件的成形效率。同时，进行边界扫描时，扫描速度降低，热影响区增大，导致成形件精度降低。

二、排版要求

导板排版主要考虑以下因素。

（1）打印导板本身与建造平台之间的角度，这将主要影响导板的分层切片方向。在排版时，需根据手术导板的用途以及保障导板在口内就位的准确性来确定切片方向，需重点照顾特定结构的加工精度。

（2）导板与导板之间需留有一定的间隔。

（3）导板的支撑，包括支撑的位置、数量和尺寸等。3D 打印过程中成形件在自下而上打印时，当上层截面大于下层截面，上层截面就存在悬空结构，这可能会导致导板无法成功打印，通常可通过调整打印方向或在悬空部分添加支撑结构来解决这个问题。支撑结构（图3-11）放置在导板上的悬臂结构、大平面、一定角度下的斜面等位置，可以防止导板局部翘曲与变形，保证加工的稳定性。支撑结构可用同一种材料建造，也可用不同材料建造。对于使用 SLA 和 DLP 技术的 3D 光固化打印机，一般采用同种材料进行支撑。然而，额外的支撑结构不仅难以移除，也将影响导板表面质量，同时也将耗费打印材料与时间。

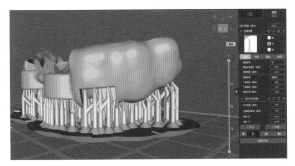

图 3-11　为手术导板添加支撑结构

对于使用 PolyJet 技术的 3D 光固化打印机，一般都采用双喷头，一个用来喷射成形材料制造成形件，另一个用来喷射支撑材料做支撑结构。一般支撑结构成本较成形材料低，双喷头的优点除了降低打印成本外，还可以提高打印速度，同时由于支撑材料的独立性，还可以灵活地选择各种支撑材料，以便于后处理过程中支撑材料的去除。

为了提高打印的成功率，可对支撑结构进行如下设置。

（1）使用较大的支撑结构头部（图 3-12）。对于支撑头的大小设置通常取决于成形件每层的面积，面积越大成形后剥离时所需力量越大，支撑头直径也应设置得越大。支撑头直径较小，通常为 0.2~0.3mm，更容易拆除支撑，表面痕迹更少，但也更脆弱。支撑头直径较大，平均 0.4~0.5mm，支撑强度更大，表面也更容易留下更明显的痕迹。一般使用较粗的支撑头，可在快速打印时更加稳当，不易打印失败。但是当成形件有很多细小悬空点时还是需要较细的支撑头，让支撑头直径不能超过悬空点大小。

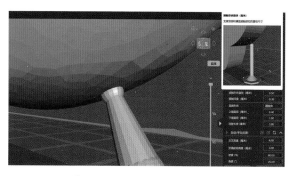

图 3-12　调整支撑结构头部直径

（2）设置更多支撑结构。为保证打印成功率，通常建议可稍微增加支撑结构密度。当然支撑结构增多，打印材料的消耗及后处理的工作量也会随之增加。由于树脂材料的支撑结构较容易去除，所以打印手术导板时添加较多的支撑结构并不会给后续去除支撑和打磨工程增加太多的工作量，但是打印成功率会显著增加。如果可能的话，尽量将支撑结构相互连接，而不是单根支撑结构，支撑之间相互连接可显著降低支撑结构的变形率。在添加支撑时，需要注意不要破坏手术导板的特定结构以免影响导板的精度（图 3-13）。

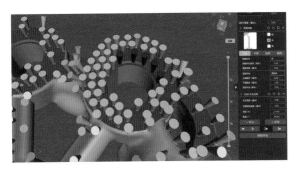

图 3-13 去除影响导板精度的支撑

三、后处理

3D 打印完成后，通常需要对打印导板进行后处理以完成导板制作。

常见的后处理主要包括以下几个方面。

（1）去除支撑结构：对于使用与手术导板同种材料的支撑结构，一般采用硬性去除即机器切割，结合抛光等后处理进行。对于使用与手术导板不同材料的支撑结构，通常有易剥离性（BASS）类和水溶性（WW）类两类支撑材料。手术导板材料为非水溶性材料，支撑材料为水溶性材料，成形件放入水或去支撑专用液体中即可溶解支撑材料。或手术导板材料熔点较高，支撑材料熔点较低，则通过加热的方式熔化掉支撑材料，即可得到成形件。

（2）热处理：对于以金属粉末为材料的 3D 打印导板，需要进行热处理以消除残余应力。

（3）二次固化：对于使用光固化树脂类材料的 3D 打印导板，在打印完成后需对打印导板进行二次固化，从而加强成形件强度。

第四节　口腔手术导板的临床应用注意事项

三维打印的手术导板在打印成型后应避光避高温保存，同时为避免长期放置后可能出现导板变形或者患者口内情况发生改变而无法戴入的情况发生，建议打印完成后尽快使用导板进行手术治疗。

使用光固化树脂打印的手术导板不适合进行高温、高压消毒，通常可在术前半小时使用 75% 乙醇或者碘伏对手术导板浸泡消毒，术中可用生理盐水将导板冲洗干净。

消毒完成后，首先应进行口内导板试戴，检查导板上预先设置的开窗部位与牙齿或者其他组织之间是否密合。若不密合，需要找到阻挡就位的部分进行适当调改并再次试戴检查。如果经过多次调改仍然无法就位良好，就需要重新制作手术导板。

黏膜支持式和骨支持式种植手术导板需要通过咬合来引导导板（图 3-14）就位，就位时需要检查咬合是否正确，是否有移位。检查导板是否稳定，对组织面是否有压痛点。检查固位钉位置，是否被唇颊肌干扰，是否太靠后而无法完成固位钉通道的预备。

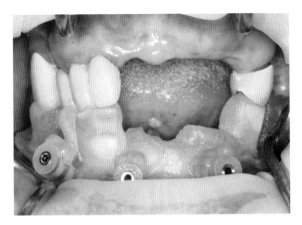

图 3-14　黏膜支持式导板通过咬合引导在口内就位

　　在进行试戴时还应检查导板的稳定性，尤其是检测混合支持和黏膜支持式导板的稳定性，以免在进行种植手术过程中出现晃动等情况影响种植精度。同时还需检查所选工具是否合适，是否影响手术操作或者压迫唇颊肌等。

　　由于黏膜在麻醉后会产生一定的增厚现象，这会影响导板就位的准确性，从而影响种植体植入的精度。因此要选择好麻醉部位和导板就位时机。通常在导板就位稳定后，先浸润麻醉需要放置固位钉的部位，接着进行固位钉通道预备，植入固位钉，确保导板正确就位。然后通过导板上预留的检查窗、冷却窗进行种植区域麻醉，再进行种植手术。也可以先进行局部麻醉，待麻药消散后再进行导板复位，但是这种方法需要控制好手术导板复位时间。

　　导板引导的种植手术全程都需要确保导板的稳定

性，否则会引起种植体植入位置偏差。在种植手术过程中，要进行植体三维位置的检查（图3-15），发现偏差过大时需要及时进行修正。

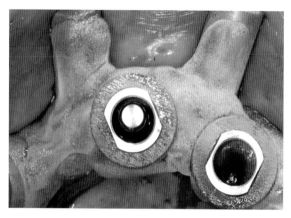

图 3-15　手术中检查

与传统的自由手种植手术相比，导板引导的种植手术更应该注意对术区的冷却。通常可通过在导板上预留的冷却窗，加大种植机头的出水量或者助手不断对术区进行额外的水冷处理等方式进行冷却（图3-16）。同时在术中需要反复提拉，中间停顿2~3秒使冷却水可对术区车针以及种植窝洞进行充分冲洗和冷却，以避免术区温度过高产生骨灼伤。

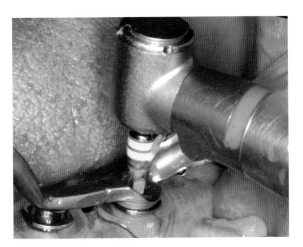

图 3-16 导板引导种植手术

参考文献

［1］宿玉成．口腔种植学［M］.2 版．北京：人民卫生出版社，2014.

［2］张健．数字化口腔种植外科技术［M］.沈阳：辽宁科学技术出版社，2016.

［3］彭秋萍，伍军．一种显微精准定深孔牙体预备技术［J］.华西口腔医学杂志，2016，34（3）：3.

［4］吴哲．数字化美学修复实操手册［M］.北京：人民卫生出版社，2017.

［5］赵世勇．数字化种植导板临床应用技术图解［M］.北京：人民卫生出版社，2018.

［6］张倩倩，陈昕，赵雨薇，等.3D打印在口腔美学修复中的应用［J］.华西口腔医学杂志，2018，36（6）：6.

［7］王晓燕，朱琳.3D打印与工业制造［M］.北京：机械工业出版社，2019.

［8］宫萍．口腔种植学［M］.北京：人民卫生出版社，2020.

［9］Liu Chunxu, Guo Jia, Gao Jing, et al. Computer–assisted tooth preparation template and predesigned restoration：a digital workflow［J］. International journal of computerized dentistry, 2020, 23（4）：351–362.

［10］刘春煦，高静，赵雨薇，等. 一种 3D 打印定深孔导板引导的精准牙体预备技术［J］. 华西口腔医学杂志，2020，38（3）：6.

［11］陈继民. 3D 打印技术概论［M］. 北京：化学工业出版社，2021.

［12］Yi G A, Jld B, Bo D, et al. Direct composite resin restoration of a class IV fracture by using 3D printing technology：A clinical report – ScienceDirect［J］. The Journal of Prosthetic Dentistry, 2021, 125（4）：555–559.

［13］高羽轩，汪鎏，傅裕杰，等. 数字化导板引导技术辅助微创治疗前牙钙化根管［J］. 华西口腔医学杂志，2022，40（1）：10.